コロナ生活、ワクチンと感染予防で最も大切なこと

科学ジャーナリスト
渡辺雄二

青志社

コロナ生活、ワクチンと感染予防で最も大切なこと

はじめに

無症状でも感染させる

日本で初めて新型コロナ（新型コロナウイルス感染症）の患者が発見されたのは、2020年1月のことです。その後感染者は増え続けており、毎日テレビやネットニュースなどで新たな感染者の数が報じられており、いっこうにその終息の兆しは見えません。しかし、感染者が新たに出ないようになれば、新型コロナは必ず終息し、私たちの生活も元に戻ります。そして、それは十分可能なのです。

新型コロナウイルスの感染ルートはほぼ分かっています。ご承知のように飛沫感染と接触感染です。ただし、日本や諸外国での感染状況を見ると、飛沫感染によるケースが大半のようです。ですから、飛沫感染を徹底して防ぐことができれば、おそらく感染者はしだい減っていくのです。

新型コロナの厄介な点は、無症状、軽症、中等症、重症と症状に差があり、無症状の人は自分が感染していることを知らずに他人に感染させてしまっていることです。

ちなみに、２００３年に中国などで流行したＳＡＲＳ（重症急性呼吸器症候群）の場合、やはりコロナウイルスの一種が原因ですが、症状が現れた人から他人に感染していきました。そのため、患者を隔離することで感染の広がりをストップさせることができ、終息したのです。

変異ウイルス拡大の脅威

さらに新型コロナの場合、発病した人でも、発病前の時期に他人に感染を広めています。こうして、症状が現れていない人が、会食やカラオケ、会話などで感染を広めているケースが多いと考えられます。

加えて厄介な点は、新型コロナの変異ウイルス（変異株）が急激に広まり、従来のウイルスにほぼ置き代わってしまったことです。変異ウイルスは、従来よりも感染力が強く、しかも重症化しやすいことが分かっています。さらに、若い人でも発病しやすく、重症化しやすいことも分かっています。

変異ウイルスについて、専門家の中には、「従来とは別のウイルスと見るべき」と指摘する人もいます。つまり、これまでとは違った感染予防や治療法を考えていかなければならないのかもしれません。

一方で、新型コロナウイルスに対するワクチンの接種が日本でも行われています。接種が進んでいるイスラエル、イギリス、アメリカでは、新たな感染者が減っていて、コロナ禍以前の生活に戻りつつある地域もあるようです。また、ワクチンが変異ウイルスにも効果が高いという朗報もあります。

しかし、油断はできないでしょう。

さらに新たな変異ウイルスが誕生すれば、感染が収まった地域でも再び感染が広がり、ワクチンの効果がなくなることも考えられます。

したがって、私たち一人ひとりが極力感染しないようにすることが、今後も重要なのです。

感染予防の重要ポイント

新型コロナの感染予防を考えるうえでまず重要なことは、自分が過去に新型コロナウイルスに感染したことがあるかどうかを知ることでしょう。前述のように感染しても無症状であったり、風邪のように軽い症状の場合、本人が感染したことを知らないケースがあります。ただし、その場合でも感染によって体の免疫が反応し、抗体ができるなどして、免疫力がついています。

これは、新型コロナワクチンを注射したのと似たようなことであり、今後感染する可能性は低下します。そのため、新型コロナをやたらと怖がらなくてもすみます。

感染したことがあるかないかは、「抗体検査」で容易に分かります。その検査キットは、街中のドラッグストアなどで売られています。

ただし、抗体検査で過去に感染したことがあると分かった人でも、ワクチンの接種は受けたほうがよさそうです。なぜなら、ワクチンをさらに接種した方が、いっそう免疫力が高まるという研究報告があるからです。

次に重要なのは、マスクをすることですが、マスクにも種類があります。できればユニ・チャームの「超立体」に代表される立体型がよいでしょう。なぜなら、「漏れ率」が低いため、飛沫などを吸い込みにくいからです。

それから、定番の手洗いとうがいをきちんとすることですが、さらに「鼻洗い」も必要と考えられます。「鼻洗い」については一般にはほとんどいわれていませんが、ウイルスを含む飛沫は、鼻から吸い込まれて鼻腔の部分に付着します。感染者は、「嗅覚異常」を起こすことがありますが、新型コロナウイルスが鼻腔で増殖して、嗅覚神経を麻痺させるからです。

したがって、増殖する前に水で洗い流してしまえば、症状が現れることはありません。そのためには、「鼻洗い」が有効と考えられます。そのほかにも感染予防の重要ポイントがいくつもありますが、それらは第2章で詳しく紹介しています。

便乗商法に騙されてはいけない

ところで、「新型コロナが怖い」という人々の心理に巧みに付け込むように、各企業は、感染を予防する効果があるかのような製品を次々に売り出しています。まさしく新型コロナ便乗商法です。

たとえば、家庭用の手指消毒液。一見必要なものに見えますが、実はそれを購入して家に置く必要はまったくないのです。また空間除菌製品。空気中に漂うウイルスや細菌を除去するというものですが、その効果は定かではありません。消費者庁から、表示などの改善命令を受けたものもあります。また、免疫力アップや感染予防を示唆した飲料やサプリメントも効果は確認されていません。

これらのほかにも、新型コロナウイルスの感染予防を示唆する製品が数多く売り出されていますが、そのほとんどは効果がなかったり、まったく必要のないものなのです。しかも、感染予防という付加価値があるかのように見せかけているため、高額なものが多いのです。

「藁にもすがる」ということわざがありますが、人間は窮地にたたされると、判断力を失い、無駄なものにでも頼ろうとします。巧みな宣伝文句に惑わされて、無駄な買い物をしないようにくれぐれも気を付けてください。なお、これらの「いらない」製品は、第3章で実名で取り上げています。

徹底感染予防術を実行

私の場合、高齢者（1954年9月生まれ）ということもあって、感染すると重症化する可能性が少なくありません。そのため、感染予防をかなり徹底して行なっています。その方法については、第4章で詳しく紹介していますが、その甲斐あってか、新型コロナウイルスの抗体検査、そして抗原検査（新型コロナウイルスのたんぱく質があるかどうかを検査する）でも「陰性」という結果になっています。

つまり、過去に新型コロナウイルスに感染したことはなく、また検査した時点（2021年4月下旬）でも感染していないということです。

新型コロナの患者が日本で発見されてから以降も、私の場合、徹底した予防術を実行しながら、仕事もプライベートもコロナ禍以前とそれほど変わらない生活を送っています。これからも感染の予防に心がけていけば、ずっと感染しないですむことは十分可能と考えられます。一つの例として参考にしていただければと思います。

コロナ生活、ワクチンと感染予防で最も大切なこと＊目次

2 新型コロナのワクチンとはどんなもので、それは安全なのか

3 そもそも新型コロナウイルスは、なぜ誕生したのか？

第2章 新型コロナ感染を防ぐ重要ポイントと免疫力

第3章 新型コロナ便乗商法、こんな予防製品はいらない

第4章　私が行なっている徹底感染予防術

26 ビタミン・ミネラルサプリを必要に応じて飲む

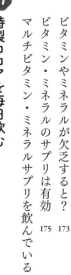

27 特製ココアを毎日飲む

装丁　ツカダデザイン

第1章 新型コロナとワクチンの疑問に答える

1

新型コロナの変異ウイルスとどう向き合えばいいのか

通常ウイルスは弱毒化する

「新型コロナの変異ウイルスが怖い」と思っている人は多いでしょう。私も同様で、とても厄介なウイルスだなと感じています。

病原性のウイルスは、通常「弱毒化」の道をたどることが多いのです。たとえば、2009年にメキシコで発生した「新型インフルエンザウイルス」の場合、世界中に広がって、日本にも入ってきました。最初は感染者や患者が出て、大きな問題となりましたが、しだいに一般のインフルエンザ（インフルエンザA型）として定着し、それほど問題にならなくなりました。これは、弱毒化して、人間といわば共生するようになったと考えられます。

新型コロナウイルスも、最初は弱毒化の道をたどったようにも見えます。厚生労働省の「新型コロナウイルス感染症の〝いま〟に関する11の知識（2021年4月時点）」によると、2020年1～4月は重症化する割合が9・80％であったのに対して、同年6～8月では1・62％とかなり低下しました。これは、新型コロナウイルスに関する知識が増えて、病院の医療体制が整ってきたことで重症化率が減ったことも考えられますが、加えて、新型コロナウイルスが弱毒化したことも考えられます。

日本で広がるイギリス型変異ウイルス

一般にウイルスにとっては、弱毒化したほうが、自己が生存しやすくなるのです。なぜなら、宿主である人間が重症化して死んでしまったのでは、ウイルスは宿主を失うことになり、生存が困難になるからです。したがって、病原性のウイルスは、通常弱毒化の道をたどることになるのです。

ところが、新型コロナウイルスの場合、こうした弱毒化の道をたどっていないようです。なぜなら、変異ウイルスが各国で誕生し、それらはいずれも従来のウイルスよりも感染力が高く、しかも重症化する人の割合が高いようだからです。

変異ウイルスは、イギリス型、南アフリカ型、ブラジル型、インド型などがありますが、日本で感染が広がって問題となっているのは、イギリス型です。すでに従来のウイルスにとって代わって、このイギリス型の変異ウイルスが感染の主流になっています。

兵庫県と神戸市の発表では、2021年4月25日までの1週間で感染が確認された3498人のうち824人について調べたところ、749人（90・9％）が変異ウイルスによるもので、いずれもイギリス型の変異ウイルスと見られるとのことです。

また、東京都によると、2021年5月5日に新たに感染が判明して変異ウイルスの検査対象となった521人のうち、324人（62・2％）が変異ウイルスの感染者で、多くはイギリス型の変異ウイルスと見られています。

イギリス型の変異ウイルスは、「N501Y」という変異を持っています。新型コロナウイルスは、人間の細胞に侵入するための「突起（スパイクたんぱく質）」をもっており、それが細胞の受容体に結合することで、細胞内に入り込んで増殖するのです。

「N501Y」という変異は、この「スパイクたんぱく質」を構成する501番目のアミノ酸が、アスパラギン酸（体を構成するアミノ酸の一種で、Nという略号で表される）からチロシン（体を構成するアミノ酸の一種で、Yという略号で表される）に置き換わったということを意味しています。

問題なのは、スパイクたんぱく質のこの変異によって、従来のウイルスよりも感染力が増していることです。WHO（世界保健機関）では、従来のウイルスよりも感染力が43～90％高いとしており、また、日本の国立感染症研究所によると、「実効再生産数（1人の感染者から感染する人の数）」が従来のウイルスよりも平均で1・32倍高いとのことです。

大半が変異ウイルスに置き換わった

このほか、南アフリカ型の変異ウイルスは、同じく「N501Y」の変異を持っており、さらに「E484K」という変異も持っています。「E484K」変異は、スパイクたんぱく質を構成する484番目のアミノ酸が、グルタミン酸（体を構成するアミノ酸の一種で、Eという略号で表される）からリジン（体を構成する必須アミノ酸の一種で、Kという略号で表される）に置き換わったということを意味しています。WHOによると、感染力が従来のウイルスよりも50%高く、病院での死亡率が20%高いという報告があるといいます。

さらに、ブラジル型の変異ウイルスの場合、南アフリカ型と同様に「N501Y」の変異と「E484K」の変異が起こっています。WHOのまとめによると、従来のウイルスよりも感染力は高いと見られています。

また、インドでは感染者が急増していますが、それはインド型の変異ウイルスが広がっているからです。この変異ウイルスは、二つ、あるいは三つの変異を持っていて、感染力が高まったり、免疫の攻撃をかいくぐりやすくなっているとのことです。厚生労働省によると、日本でも2021年5月10日までに空港の検疫で66例、国内で4例の感染が確認されています。

国立感染症研究所によると、2021年5月9日の時点で、全国の大半の地域で感染の90％以上が変異ウイルスに置き変わったと見られるとのことです。とくに北海道では99％が変異ウイルスと推計されています。変異ウイルスの多くはイギリス型で、従来のウイルスと比べて、感染力が1・3〜1・5倍ほど高く、重症化するリスクも1・4倍ほど高い可能性があるといいます。

変異ウイルスは「別のウイルス」と考えたほうがよさそう

変異ウイルスについて、新型コロナ患者の治療を行なっている、国立国際医療研究センターの忽那賢志《くつなさとし》医師は、「強毒化したウイルスと思ったほうがいい」と指摘しています（朝日新聞2021年4月27日の記事より）。

つまり、新型コロナウイルスの場合、弱毒化とは反対の強毒化の道をたどっているということです。その結果、高齢者ばかりでなく、比較的若い人でも感染した場合、重症化したり、死亡したりする人が増えているのです。

同記事によると、「厚労省によると、死者は21日までに20代で3人、30代で19人、40代では72人にのぼる。今後は、関西圏で広がる『N501Y』という変異を持つ変異株がさらに拡大し、死者数の増加に拍車がかかる恐れがある。変異株は感染力が強いとされ、感染者が一気に増えて医療を逼迫《ひっぱく》させる。ウイルスの性質が、比較的若い人でも重症化しやすくなっている可能性もある」とのことです。

つまり、2020年の冬から夏にかけて日本で感染が広まった新型コロナウイルスと、現在、感染が広まっている変異ウイルスとは、だいぶ性質が違うようなのです。ある意味で「別のウイルス」と見たほうがよいのかもしれません。そうした見方のうえで、これからの対策を考えたほうがよさそうです。

飛沫の侵入を従来以上に防ぐようにすべき

では、私たちは変異ウイルスにどう立ち向かっていったらいいのでしょうか？　変異ウイルスが従来のウイルスよりも感染力が高いことは間違いないようですが、それが飛沫の中に含まれていて、人間の鼻や口から入ることで感染が起こることは従来と同じです。したがって、マスクをして、うがいや手洗いを行なうことで、感染を防ぐことはできるはずです。

ただし、従来よりも少ないウイルスの量で、感染が成立すると考えられます。ですから、従来以上に、ウイルスを含む飛沫が鼻や口から入ってこないように工夫することが必要と考えられます。**そのためには、多くの人が使っているプリーツ型のマスク（長方形の不織布にゴムひもが付いているもの）よりも、ユニ・チャームの［超立体］に代表される立体型のマスクのほうが、感染予防には効果がある**でしょう。なぜなら、後で詳しく述べますが、立体型のほうが空気の漏れ率が低く、それだけ外からの飛沫などの粒子の侵入も少ないからです。

あるいは、プリーツ型のマスクをする場合には、何回も使える立体型のウレタン製のマスクを外に重ねてつけるとよいでしょう。これによって、プリーツ型マスクの頬との間にできる隙間が少なくなって、飛沫の侵入を少なくできるからです。アメリカ疾病対策センター（ＣＤＣ）も、マスクを重ねて付けることで、浴びる飛沫の量が少なくなり、感染の予防効果が高まることを確認しています。ただし、二枚重ねて付けると、やや息苦しい状態になります。

変異ウイルスの情報を知るには

変異ウイルスについては未知な部分も多く、専門家もよく分からないことが多いようです。それでも、厚生労働省では、内外の情報を収集して、ホームページで公開しています。

たとえば、「新型コロナに関するＱ＆Ａ（一般の方向け）」というタイトルで、変異ウイルスや、その感染予防法などについて解説しています。また、国立感染症研究所もホームページで、変異ウイルスによる感染の現状を報告しています。

インド型に日本は対応できるのか

ところで感染力の強いインド型の変異ウイルスの流行が懸念されています。この変異ウイルスはイギリス型よりも1・5倍感染力が強いとされており、従来（武漢型）のウイルスよりも、約2倍の感染力を持つことになります。

そのため日本政府は水際対策を段階的に強化してきました。

2021年4月28日にインドを変異ウイルスの流行国に指定し、入国者に対して入国前後の検査回数を2回から3回に増やし、入国後3日間は検疫所が確保する宿泊施設で待機を求めました。さらに5月7日にはインドの周辺国からの入国者も対象に含めることとし、検査回数を3回から4回とし、宿泊施設での待機も6日間に延長しました。

しかし、インド型変異ウイルスはイギリスでも広がっており、すでに50以上の国・地域で感染が確認されています。

イギリス型変異ウイルスの感染者が日本で発見され始めた時も水際対策が強化されましたが、それでも感染は広がってしまいました。

したがって、インド型変異ウイルスの場合も、感染の拡大を抑えるのは難しいと考えられます。

2

新型コロナのワクチンとはどんなもので、それは安全なのか

ワクチンの正体

2021年4月中旬から、日本でもやっと一般の高齢者に対して、新型コロナのワクチン接種が始まりました。これは、アメリカの製薬企業のファイザーとドイツのバイオベンチャー企業のビオンテックが共同開発したものです。mRNA（メッセンジャーRNA）ワクチンといわれています。実はこのタイプのワクチンは、これまで

なかったもので、今回初めて使われているのです。

生物はどんなものでも、細胞中に遺伝子があり、それにしたがって種々のたんぱく質が作られ、生命活動を営んでいます。遺伝子には、DNA（デオキシリボ核酸）とRNA（リボ核酸）があります。人間や動物、植物など多くの生物の遺伝子は、DNAです。一方、ウイルスの中には、遺伝子がRNAのものがあり、新型コロナウイルスもそうなのです。

このRNAの情報に基づいて様々なたんぱく質が作られているのですが、その一つが、新型コロナウイルスが人間の細胞の中に入り込むためのもの、すなわち、新型コロナウイルスの写真やCGにある、あの「突起（スパイクたんぱく質）」です。これによって、人間の細胞の受容体と結合し、その細胞の中に入って、ウイルスは増殖するのです。

その「突起」を作る遺伝子、すなわちRNAを人工的に合成し、それを化学物質などで囲ったものが、ファイザー社のワクチンです。それを人間に注射すると、そのRNAが細胞の中に取り込まれ、そのRNAの情報に基づいて、「突起」が作られます。

そして、細胞の外に放出されるのですが、それに免疫が反応して、その「突起」の働きを失わせるような中和抗体（特定のたんぱく質の活性を中和して、その活性を失わせる抗体）が作られます。

発病予防効果95％とは？

この中和抗体は、いわばミサイルのようなもので、新型コロナウイルスが感染して、体内に入り込んできた際に、あの「突起」にくっつきます。すると、「突起」は蓋をされたような状態になって、受容体に結合することができません。そのため細胞の中に入って増殖するということができず、やがては消滅してしまうことになります。こうして発病を防ぐのです。

その有効性ですが、発病予防効果は約95％とされており、厚生労働省もホームページで「発症予防効果は約95％と報告されています」と書いています。「95％」と聞くと、「100人にワクチンを接種した場合、95％が発病しない」とほとんどの人は思うでしょう。しかし実はそうではないのです。ファイザー社が行なった新型コロナワクチン有効性の臨床試験は次のようなものです。

この臨床試験に参加した人は、約4万3500人で、これらの人たちをほぼ半数ずつ、二つのグループに分けて、一方には新型コロナワクチンを接種し、もう一方には、プラセボ（偽薬）を接種しました。接種は2回で、1回目の摂取の後、通常3週間の間隔で2回目の接種を行ないました。そして、新型コロナを発症したかどうかについて、1か月間追跡調査を行なった結果、ワクチンを接種した人では、発症したのは8人、接種しなかった人では、162人でした。

つまり、発症した人の比は、8対162ということになります。これは、4・94対100と同じです。すなわち、ワクチンを接種しなかった人では、100人発症したのに対して、接種した人では、約5人が発症したということになります。

これは、何もしないと100人が発病したのに対して、ワクチンを接種した場合は5人しか発病しなかったということであり、ワクチン接種によって95人の発病を防ぐことができたことになります。これをもって、発病予防効果が「95％」としているのです。

アストラゼネカのワクチンの効果は70％台

アメリカでは、ファイザーのほかにも、製薬企業のモデルナが新型コロナウイルスのワクチンを開発していますが、同じくｍＲＮＡワクチンであり、発病予防効果もほぼ同じです。

一方、イギリスの製薬企業・アストラゼネカのワクチンは、これとは少し違います。チンパンジーが持っているアデノウイルスをベクター（運び屋）として使うものです。あの「突起」を作る遺伝子をアデノウイルスによって、人間の細胞の中に運び入れ、その遺伝子によってスパイクたんぱくが作られ、それに免疫が反応して、中和抗体を作るというものです。

ファイザー同様に1回目の接種をした後、通常は4週間後に2回目の接種を行ないます。

こちらのワクチンの発病予防効果は、アメリカで行われた臨床試験では79％という結果になっています。

この臨床試験の対象になったのは3万2449人で、新型コロナの症状が現れた人は141例でした。そして、ワクチンを接種した人と、接種しなかった人とを比較した結果、発症を予防する効果は79％だったとのことです。ただし、その後、発症予防効果は76％に訂正されました。また、イギリスやブラジルなどでの臨床試験の結果をまとめた論文では70・4％とされています。

ワクチンの副反応

ワクチンの場合、どのワクチンでも副反応が現れるという問題があります。ワクチンは、人間の体にとっては「異物」なので、それに対して免疫が排除しようとするようで、**その結果、発熱や倦怠感、頭痛、筋肉痛、関節痛などの副反応が現れるのです。ただし、大部分の人が数日以内に回復**しています。

また、まれにですが、アナフィラキシーショックという激しいアレルギー反応が起こることがあります。RNAをポリエチレングリコール（PEG）という化学合成物質で殻のように囲っているため、この物質に免疫が反応して、激しいアレルギー反応を起こすようです。

この場合、接種会場や医療機関で治療を受けることになりますが、ほとんどの人は治療によって回復しているようです。

さらに、アストラゼネカ社製のワクチンの場合、まれにですが、血栓ができることがあり、それが命にかかわることがあるため、接種を一時的に取りやめる国も出てきています。

いずれにせよ、ある種の「異物」を体内に注射するわけですから、免疫などがそれに反応して、体にとってよからぬ副反応が現れることになるのです。

ただし、副反応の現れ方は、個人によって差があるので、それを見極めるのが難しいのです。

日本は欧米に比べてワクチンの接種が遅れていますが、その最大の理由は欧米に比べて新型コロナの感染者や死者が少ないからと考えられます。そのため危機感が少なく、ワクチンの開発が遅れて、自前の接種が出来ていません。また、日本ではワクチンの副反応に対する批判の目が厳しいので、それもワクチン開発が進まない一因になっています。

変異ウイルスに効果はあるのか？

テレビや新聞などで報道されているように、これらのワクチンの発症予防効果や重症化予防効果は高いようです。ワクチン接種が進んでいるイスラエル、イギリス、アメリカでは、新型コロナの発病者がかなり減っていて、新型コロナが流行する以前の生活が戻りつつあるようです。

ところで、これらのワクチンは、変異ウイルスにも効果があるのでしょうか？　WHOによると、イギリス型の変異ウイルスに対して、ファイザーやアストラゼネカのワクチンの効果はほとんど変わらないということです。ファイザーのワクチンについては、イスラエルで発症を防ぐ効果が94％、また、アストラゼネカのワクチンの有効性は70・4％という報告があります。一方、南アフリカ型の変異ウイルスについては、前出の「E484K」という変異が、抗体の攻撃から逃れる力を持たせるものであるため、中和抗体の効果が低下するという研究が発表されています。

ただし、ファイザーが2021年4月1日に発表した内容では、南アフリカで実施された臨床試験では、発症予防効果が100%であったといいます。このことから、南アフリカ型の変異ウイルスに対しても、高い有効性が見られるとのことです。

いずれの変異ウイルスにも90%以上の効果が期待できる

これを裏付ける日本の研究があります。横浜市立大学の研究グループ（リーダー・同大学医学部の山中竹春教授）は、2021年5月12日、イギリス型や南アフリカ型、ブラジル型などの変異ウイルスに対して、ファイザーのワクチンを2回摂取した場合、いずれも90%以上の割合で、ウイルスの細胞への侵入を防ぐ「中和抗体」ができるという研究結果を発表しました。

この研究では、2021年3月から4月にかけて、新型コロナウイルスに感染したことがなく、ファイザーの新型コロナウイルスワクチンを接種した医療従事者105人（平均42歳）を対象に、接種前、1回目の接種後、2回目の接種後と計3回血液を採取しました。そして、各変異ウイルスと同等なモデルウイルスを作成し、それらに対して、血液中に感染を防ぐ効果が期待できる「中和抗体」が作られているかを調べました。

その結果、2回目の接種後では、イギリス型に対しては94%、南アフリカ型で90%、ブラジル型で94%、インド型で97%など、どの変異ウイルスに対しても9割以上での人で、「中和抗体」が作られていたといいます。

つまり、ファイザーのワクチンを接種した場合、いずれの変異ウイルスに対しても、高い割合で「中和抗体」ができるということであり、変異ウイルスの細胞内への侵入を防ぐことができる可能性が高いということです。これは、変異ウイルスの増殖を防ぐということであり、その結果、発症を防ぐことができるということです。

ファイザー元副社長が懸念する副反応

ところで、通常ワクチンを開発する場合、動物実験、少人数での臨床試験、大規模な臨床試験などによって、安全性と有効性を確認しなければならず、その開発には10年から15年かかるとされています。ところが、新型コロナのワクチンの開発はその10

分の1くらいの期間で行われたことになります。

そんなこともあって、**ファイザーの元副社長が、新型コロナのワクチンについて、警告**を発しました。その主な点は、ワクチン接種によって体内にスパイクたんぱく質ができ、それによって血液凝固などの有害性が現れ得る、ということのようです。新型コロナウイルスに感染した人の一部が、血栓症を起こすことは知られており、今後副反応の一つとして注意していかなければならないでしょう。

3

そもそも新型コロナウイルスは、なぜ誕生したのか？

コロナウイルスの一種が変異して誕生

新型コロナウイルスは、どうして今の時代に発生したのでしょうか？　それは、まだ定かではありませんが、中国のどこかに存在していたコロナウイルスの一種が変異を起こして、新型コロナウイルスになったと考えられます。そのもとになったコロナウイルスはコウモリを宿主としていたという説がありますが、これもまだ定かではありません。

ちなみに、コロナウイルスは電子顕微鏡で見ると「突起」が、王冠（ギリシャ語でコロナ）や太陽の光冠（コロナ）のように見えることから、その名前が付けられました。コロナウイルスはいくつか種類があって、その一つは風邪の原因になっているもので、風邪の10〜15％はこのウイルスによります。

また、2003年に中国などで流行したSARS（重症急性呼吸器症候群）の原因ウイルスも、コロナウイルスの一種です。さらに2012年に中東で発生したMERS（中東呼吸器症候群）も、コロナウイルスの一種が原因です。そして今回、中国で新型コロナウイルスが発生し、たちまち世界中に広がったのです。

新型コロナウイルスの誕生に関しては、「陰謀説」や「生物兵器説」など、様々なうわさがとくにネット上で飛び交っていますが、少なくとも生物兵器説は否定されています。遺伝子組み換えによって新型コロナウイルスが作られたという説ですが、遺伝子を分析した結果では、人工的な遺伝子組み換えによってできたものではないことが確認されているからです。つまり、自然界に存在していたコロナウイルスの一種が、何らかの原因で変異し、厄介な新型コロナウイルスになったということです。

では、なぜその変異は起こったのか？　その理由は、二通り考えられます。一つは、元のコロナウイルス自体が、分裂・増殖する際に、ある種のエラーによって遺伝子に変異が起こり、新型コロナウイルスが誕生した、もう一つは、分裂・増殖する際に、なんらかの力が外から作用し、遺伝子に変異が起こって誕生した、というものです。

ウイルス自体のエラーか、外からの力が作用したか

ウイルスは人間や動物の細胞の中で増殖しますが、その際に遺伝子にエラーが起こることは珍しくありません。つまり、遺伝子を構成する塩基（アデニン、チミン、グアニン、シトシン）が入れ替わることがあるのです。すると、遺伝子が前の状態とは違ったものになります。これが遺伝子の変異となり、前とは違うウイルスができることになります。新型コロナウイルスも、こうした遺伝子のエラー、すなわち遺伝子の変異によって誕生した可能性があります。

一方、外から何らかの力が作用したことも考えられます。その場合、「環境変異原」

の影響が大きいと考えられます。「変異原」とは、遺伝子を変異させるものという意味で、「環境変異原」とは、環境中に漂っている変異原のことです。その一つとしてあげられるのは、自動車の排気ガスなどに含まれる様々な化学物質です。これらのなかには、ベンツピレン、ニトロピレン、ベンゼンなど、動物や人間にがんを起こすものが含まれています。

がんを起こすということは、細胞中の遺伝子を変異させるということです。というのも、がん細胞は、遺伝子の変異が何度も重なって発生することが分かっているからです。これを「多段階発がん」といいます。

日本でも中国でも、自動車が多く行きかっていて、そこからたえず排気ガスが放出されています。その中に含まれている化学物質が、環境変異原となって漂っているのです。したがって、環境中のウイルスや細菌などの微生物は、それらの影響を常に受けることになります。

その環境変異原が、コロナウイルスに作用したとしたら、それが変異を起こすことは不思議なことではないのです。

あるいは、環境中に放出された放射性物質が、遺伝子を変異させることも考えられます。いずれにせよ、人間の活動が原因で、新型コロナウイルスが生み出されたということです。

現代社会が生み出したのか？

2021年の正月、埼玉県内の大学で教授として長らく教鞭をとっていた知人から年賀状をいただいたのですが、そこには、経済・貿易優先の現代社会が地域や自然を破壊し、新型コロナウイルスを蔓延させる事態を招いた、という趣旨の内容が書かれていました。

私もこれまでの人間の行為と新型コロナウイルスとの発生が、何らかの関係があるのではないかと思っていたので、この内容に「ハッ」とさせられました。おそらくおぼろげながらにも、同じような気持ちを抱いている人もいるのではないでしょうか。

もし人間が作り出した環境変異原によって新型コロナウイルスが誕生し、さらにグローバル経済による世界的な人の移動によって、その感染が広がったということになると、その知人の指摘通りということになります。

いずれにせよ、新型コロナウイルスが今の時代に発生し、それによって全世界の人々が苦しめられているというのは、まぎれもない事実です。これをどう受け止め、どう解決していくのか、今私たちの最大の課題になっているようです。

4 新型コロナは、なぜインフルエンザよりも怖いのか

致死率が高い病気は怖い

地球上には様々な感染症があります。通常の風邪、インフルエンザ、エイズ、風疹、はしか、そして水虫なども感染症の一種です。様々な感染症がある中で、どうして新型コロナはこれほど問題になっているのでしょうか?

新型コロナはよくインフルエンザと比較されます。どちらもウイルスが原因であり、

感染ルートも飛沫や接触感染であり、発熱、咳、倦怠感など症状も似ているからです。しかし、インフルエンザの場合、日本でもほかの国々でも、これほど大きな問題にはなっていません。いったい新型コロナとどこが違うのでしょうか？

感染症で最も重要視されるのは、その致死率です。

致死率とは、ある病気の罹患者が、その病気で死亡する率のことで、通常「%」で表されます。

致死率が高いということは、その病気になった人がそれだけ多く死亡するということであり、それが高ければ高いほど、怖い病気ということになります。

インフルエンザの致死率よりも高い

アフリカを起源とする「エボラ出血熱」という感染症があります。エボラウイルスが原因で発症するもので、発熱、頭痛、筋肉痛、無力症などを起こし、高い割合で死に至ります。ザイール型やスーダン型などがありますが、ザイール型エボラ出血熱の致死率は、なんと約90％です。罹患者10人のうち、9人が死んでしまうという恐ろしい病気です。スーダン型でも、致死率は50％です。

では、これまで冬になると感染が広まっていたインフルエンザは、致死率はどのくらいなのでしょうか？　これについては、様々なデータがあるのですが、平均すると０・１％くらいとされています。つまり、１０００人の罹患者のうち、１人が死亡するということです。

一方、新型コロナの場合、前出の厚生労働省「新型コロナウイルス感染症の〝いま〟に関する11の知識（２０２１年４月時点）」によると、新型コロナと診断された人のうち、死亡する割合は、２０２０年１～４月で５・６２％、同６～８月で０・９６％です。

つまり、病院での治療が進んだ状態で、約１％ということになり、インフルエンザの約10倍ということです。また、インフルエンザの場合、タミフルやリレンザなどの治療薬が開発されていて、発病しても、それらの薬を投与することで、症状を軽くすることができます。

治療薬がない

さらに、インフルエンザワクチンが開発されて、これを接種することによって、予防することができます。

100%予防できるわけではありませんが、予防手段があるということは、安心感の材料になります。

ところが、**新型コロナの場合、その患者の存在がはっきり分かったのは、2019年の12月ごろと最近なので、まだ治療薬が開発されておらず、2020年前半の時点では、ワクチンも作られておらず、防ぎようがなかった**わけです。

しかも、中等症でも、発熱や咳、倦怠感など症状が重い人が多く、重症になると、人工呼吸器やECMO（体外式膜型人工肺）を使わなければならず、病院での対応が大変なため、大きな社会問題となっているのです。

5

高齢者のどのくらいが重症化し、死亡するのか

高齢者の重症化の割合は？

「新型コロナに高齢者が感染すると重症化しやすい」といわれています。実際重症化して死亡している人は70歳以上が圧倒的に多く、国立社会保障・人口問題研究所によると、2021年4月19日時点で、死亡者の89・5％は70歳以上とのことです。では、感染した高齢者はどのくらいの割合で重症化するのでしょうか？

厚生労働省では、「新型コロナウイルス感染症の〝いま〟に関する11の知識（２０２１年４月時点）」をサイトで公表していますが、それによると、新型コロナウイルス感染症と診断された人のうち、重症化する割合（％）は、図１のようになっています。

２０２０年の１～４月では、60～69歳の人が重症化する割合は、15・２５％でしたが、6～8月になると、３・８５％と約４分の１に減っています。これは、**新型コロナウイルスの正体が徐々に分かってきて、それに対する医療が以前に比べて的確に行われるようになった**ことと、ウイルス自体が人間と共生するようになった、すなわち弱毒化したためと考えられます。ちなみに、３・８５％という数値から、およそ感染者の26人に１人が重症化していることになります。

ただし、70～79歳になると、８・４０％でおよそ12人に１人、

《図１》診断された人のうち、重症化する割合（％）

年代(歳) / 診断月	0 -9	10 -19	20 -29	30 -39	40 -49	50 -59	60 -69	70 -79	80 -89	90-	計
6-8月	0.09	0.00	0.03	0.09	0.54	1.47	3.85	8.40	14.50	16.64	1.62
1-4月	0.69	0.90	0.80	1.52	3.43	6.40	15.25	26.20	34.72	36.24	9.80

出典：2020年10月22日第11回アドバイザリーボード資料（京都大学西浦教授提供資料）より作成

80〜89歳では14・50％でおよそ7人に1人、90歳以上では16・64％で6人に1人となります。

やはり高齢になるに連れて、重症化する割合が高くなることが分かります。

これは、高齢になるほど免疫力が低下するため、新型コロナウイルスの増殖が容易になるためと考えられます。

死亡する人の割合は？

次に図2は、新型コロナと診断された人のうち、死亡する人の割合（％）を示したものです。

2020年の6〜8月では、60〜69歳では1・24％で、およそ80人に1人が死亡しています。

70〜79歳では4・65％でおよそ21・5人に1人、80〜89歳では12・00％でおよそ8人に1人、90歳以上では16・09％でお

《図2》診断された人のうち、死亡する割合(%)

年代(歳)／診断月	0-9	10-19	20-29	30-39	40-49	50-59	60-69	70-79	80-89	90-	計
6-8月	0.00	0.00	0.01	0.01	0.10	0.29	1.24	4.65	12.00	16.09	0.96
1-4月	0.00	0.00	0.00	0.36	0.61	1.18	5.49	17.05	30.72	34.50	5.62

出典:2020年10月22日第11回アドバイザリーボード資料(京都大学西浦教授提供資料)より作成

よそ6人に1人が死亡しています。

これらから分かることは、**高齢者でも重症化するのは感染した人の一部であり、死亡する人はさらにその一部であるということです。つまり、高齢者だからといって、やたらと恐れる必要はない**のです。

ちなみに、このデータはあくまで2020年の6~8月にかけてのものであり、従来の新型コロナウイルスに感染した場合です。

現在は、変異ウイルスが広まっており、それは感染力が強く、しかも重症化する割合が高いといわれています。

したがって、このデータよりも重症化する割合が高く、また死亡する割合も高くなっていると考えられます。

6

なぜ、無症状者と重症者がいるのか

無症状か軽症が80％

新型コロナウイルスに感染した人の場合、無症状、軽症、中等症、重症に分類されています。感染者のうち、約80％は無症状か軽症で、約20％が肺炎となり、さらに2〜3％が重症化して集中治療室（ＩＣＵ）に入れられ、人工呼吸器やＥＣＭＯ（体外式膜型人工肺）による治療が行われているといいます（黒木登志夫著『新型コロナの科学』

中央公論新社刊より)。どうして同じウイルスが感染したにもかかわらず、こうした差が生じるのでしょうか?

一般にウイルスが人間の体内に侵入してきた時、病気になるかならないかは、免疫との力関係によって決まります。つまり、ウイルスの量が多く、細胞に入り込むスピードが早い場合、免疫はウイルスを撃退することができません。そのため、ウイルスは細胞の中に入って増殖し、それから細胞の外に飛び出し、また別の細胞に入り込んで、増殖を繰り返します。こうなると、細胞が破壊されるなどによって炎症が起こり、様々な症状が現れることになります。

ちなみに、通常の風邪の場合、従来のコロナウイルスやライノウイルスなどが、鼻やのどの粘膜に侵入し、そこで増殖して、炎症を起こし、発熱、咳、鼻水、のどの痛み、倦怠感などの症状が現れます。

一方、ウイルスの量が少ないと、細胞に入り込む前に免疫細胞によって察知され、免疫システムによって不活化の状態にされます。こうなった時は、いずれウイルスは消滅してしまいますから、症状は出ないわけです。

ウイルスと免疫のバトル

新型コロナウイルもウイルスの量が少ない場合、免疫によって駆逐されてしまうと考えられます。この場合は無症状ですが、新型コロナウイルスが口や鼻にいったん入り込んでいますから、ウイルスの破片や遺伝子が残っている場合、抗原検査やPCR検査では「陽性」となり、感染者としてカウントされることになります。

風邪ウイルスの場合、鼻やのどの粘膜に感染し、そこで増殖します。一方、新型コロナウイルスは、免疫のバリアをかわして、肺にまで入り込むようです。そして、肺の細胞に入り込んで増殖し、細胞を破壊して炎症を起こします。その結果、肺炎を起こすのです。

肺の機能低下が死亡につながる

肺炎になってからも、免疫はウイルスを駆逐しようと、機能し続けます。つまり、新型コロナウイルスと免疫とのバトルが繰り返されるのです。そして、免疫の勢力が高まって、しだいにウイルスが減っていけば、だんだんと回復の方向に向かいます。炎症が少なくなって、肺炎も軽くなっていくわけです。

しかし、**免疫が負けてしまうと、ウイルスは増え続け、炎症が拡大し、肺炎もひどくなってしまいます。肺は呼吸をつかさどる、極めて重要な臓器ですから、それが炎症を起こしてしだいに機能しなくなれば、やがては呼吸不全に陥ります。**そのため、人工呼吸器や重症患者の最後の切り札であるＥＣＭＯ（血液の体外循環回路による治療）が必要となります。

それによって酸素が供給され、免疫力が回復してウイルスを攻撃することができれば、回復の方向に向かいますが、ウイルスに負けてしまうと、呼吸が困難になり、やがては死に至ることになります。

また、新型コロナの場合、血管の中に血栓ができやすいようで、それによって血管が詰まってしまうと、血液が供給されなくなり、そのため死亡するケースもあります。

第2章

新型コロナ感染を防ぐ重要ポイントと免疫力

7

新型コロナウイルスに対して免疫力があるかどうかを知っておこう

過去に感染したかどうかを知ろう

新型コロナウイルスの感染を防ぐうえで、ぜひ知っておきたいことがあります。それは、**自分が過去に新型コロナウイルスに感染したことがあるかどうかという点です。**

というのも、過去に感染したことがある場合、ウイルスに対する免疫力がある程度備わっているということであり、感染していない人に比べて、感染するリスクが低いからです。

　これは私にもみなさんにも当てはまることなので、とりあえず私自身がそれを調べてみることにしました。まず、東京都内のドラッグストアで、「新型コロナウイルス抗体検査キット」を購入しました。

　これは、ロハス・メディカル（東京都渋谷区）が販売しているもので、研究用として売られているものです。ちなみに、1セットが4158円（税込）でした。このほか、採血のために指に針を刺す器具（ピンニックスライト）が220円（税込）でした。

　この検査キットは、新型コロナウイルスに対する「抗体」があるかどうかを調べるというものです。

抗体とは、免疫をつかさどっているリンパ球の一種

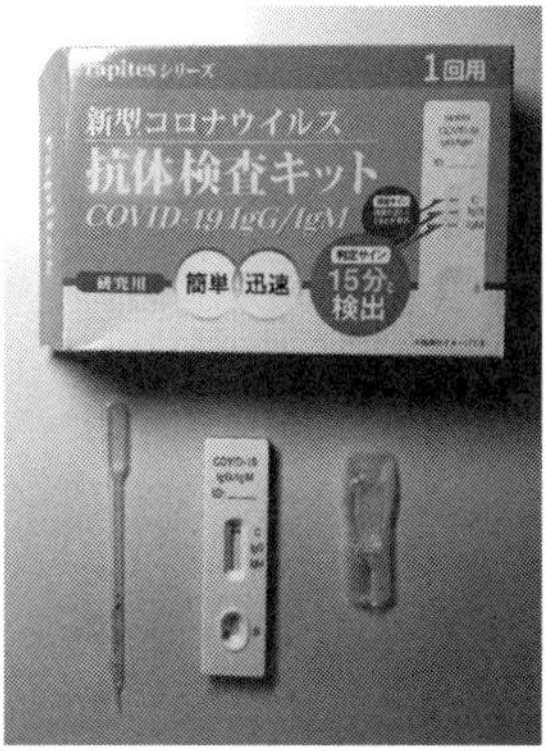

新型コロナウイルス
抗体検査キット。
左から、スポイト、テストカセット、専用試薬。

のB細胞（Bリンパ球）が作り出すものです。すなわち、ウイルスなどの異物が体内に侵入してくると、それを免疫システムが察知し、B細胞に対して、その異物を排除するように命じます。それに応じて、異物を攻撃するためにB細胞が作り出すのが、抗体です。

仮に私の体内に新型コロナウイルスが侵入してきたとします。すると、免疫システムが反応し、B細胞が新型コロナウイルスを攻撃する抗体を作ります。それが血液中にあるかどうかを調べるのが、この抗体検査キットです。

もし検査キットで「陽性」という判定が出れば、抗体ができているということであり、過去に新型コロナウイルスに感染していたということになり

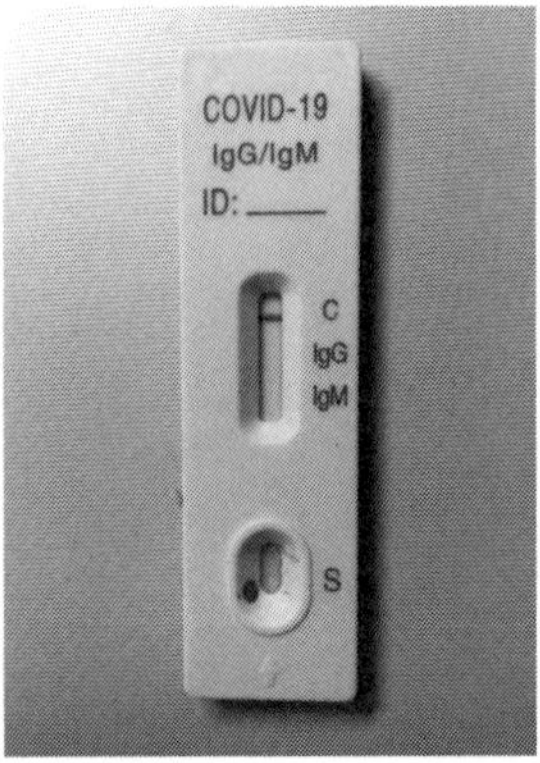

抗体検査の結果。「C」に線が現れており、結果は陰性。

ます。

抗体検査の結果は？

検査は、２０２１年４月22日の午後に自宅の仕事部屋で行いました。説明書にしたがって、まず左手の中指の先の部分にピンニックスライトで針を刺しました（チクッと痛みを感じました）。そして、出てきた血液を、添付の細いスポイトで吸い上げました。それから、血液を長方形のテストカセットに２滴垂らしました。さらに、添付の試薬をそこに滴下しました。検査の作業はこれでおしまいです。

しばらくすると、テストカセットに写真のような「線」が現れました。「線」は「C」という所に表れています。これは「陰性」、すなわち抗体はできていないということです。

もし「線」が、「ＩｇＧ」の所にくれば、新型コロナウイルスに対するＩｇＧ抗体（免疫グロブリンＧ抗体）、「ＩｇＭ」の所にくれば、同ＩｇＭ抗体（免疫グロブリン

M抗体）ができているということで、過去に新型コロナウイルスに感染したことがあるということです。

私の場合、これらの抗体はできていないということで、過去に新型コロナウイルスに感染したことはないという判断ができるのです。言い換えると、新型コロナウイルスに対する免疫力は備わっていないということです。

抗原検査の結果は？

ところで、抗体検査キットで分かるのは、過去に新型コロナウイルスに感染したかどうかということであって、現在感染しているかどうかは分かりません。なぜなら、体内で抗体ができるまでにはある程度時間がかかるからです。もし検査した当時の午前

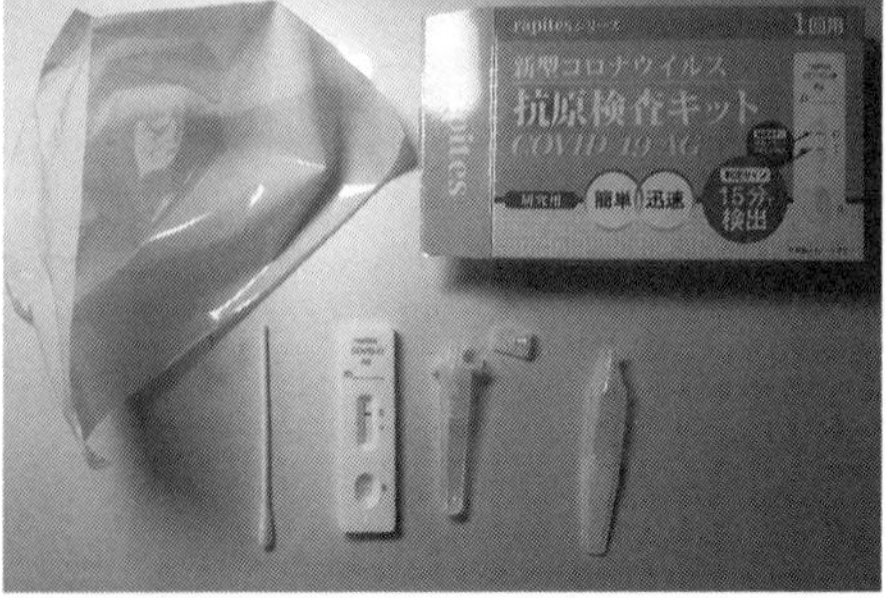

新型コロナウイルス抗原検査キット。左から、検体採取用シート、検体採取用スティック、テストカセット、抽出チューブ、専用試薬。

中に感染していたら、おそらく「陰性」という結果になるでしょう。
私は、「現在、感染しているかどうかも知りたい」と思い、同じドラッグストアで、同じ会社が販売する［新型コロナウイルス抗原検査キット］を購入し、検査してみることにしました。１セットが、４１５８円（税込）でした。

検査は、２０２１年4月24日に、やはり自宅の仕事部屋で行いました。説明書に従って、唾液を採取し、それを添付の小さな容器で試薬と混ぜました。そして、それを長方形のテストカセットに2滴たらしました。

しばらくすると、写真（68ページ）のように「C」の所に「線」ができました。これは、「陰性」、すなわち抗原は存在しないということです。

ここで抗原とは、新型コロナウイルスのたんぱく質の破片のことです。その破片が唾液中に存在すれば、新型コロナウイルスも存在するということであり、感染しているということになります。一方、存在しないということであれば、新型コロナウイルスは存在しないということであり、感染はしていないということになります。

私の場合、「陰性」という結果であり、その破片は存在しないということであり、新型コロナウイルスには検査の時点では、感染していないということになります。

心配な人は、検査をしてみよう

これら二つの検査を自分で行なって、どちらも「陰性」という結果になって、正直言ってほっとしましたが、これらの結果が100％正しいものかどうかはわからないという問題があります。つまり、実際は「陽性」なのに、「陰性」という結果が出てしまうことが、少ないながらあるのです。それでも、抗体検査と抗原検査がどちらも「陰性」ということは、おそらく新型コロナウイルスには

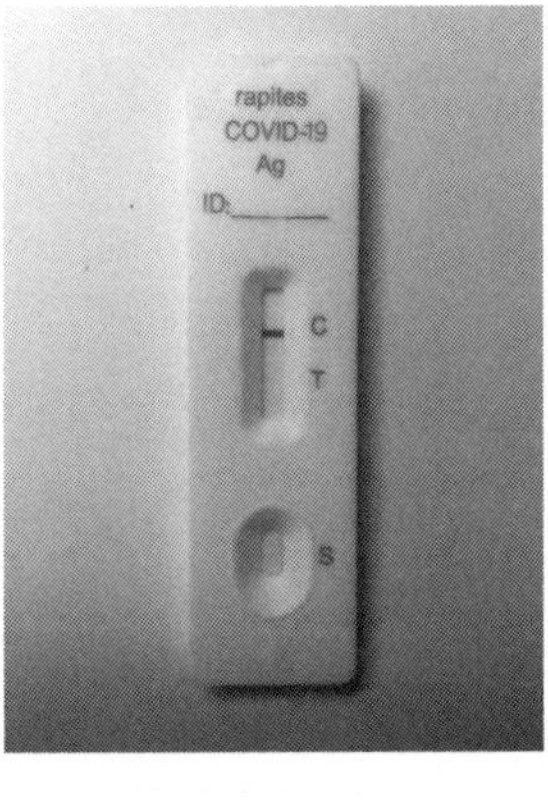

抗原検査の結果。
「C」に線が現れており、結果は陰性。

感染してはいないのだろう、と判断できます。

一方、テレビなどによく出てくる「PCR検査」ですが、こちらは、新型コロナウイルスの遺伝子の一部があるかどうかを調べるというものです。新型コロナウイルスは鼻や口の中に存在しています。そこで、鼻の粘液、あるいは唾液を採取して、その中に遺伝子があるかどうかを調べるのです。

この検査は、遺伝子を増幅させる必要があるため、専門の技術を持つ人でないと行うことができません。そのため、検査キットのようなものは売られておらず、検査にも時間がかかるのです。ただし、直接新型コロナウイルスの遺伝子の有無を調べる方法であるため、抗原検査に比べて、精度は高いとされています。

「新型コロナウイルスに感染しているかどうか不安だ」と思っている人は、一度思い切って、PCR検査を受けるか、あるいは私のように抗体検査と抗原検査を自分で行ってみるとよいでしょう。

ちなみに、抗体検査で陽性ということであれば、過去に新型コロナウイルスに感染し、それに対して免疫が機能し、抗体を作ったわけですから、新型コロナワクチンを接種したことと似たような状態になっているということです。つまり、感染しにくいということです。

では、抗体検査が陽性の人はワクチンを接種しなくてもよいのかというと、そうではないようです。前出の横浜市立大学の研究グループによると、ファイザーのワクチンを接種すると、新型コロナウイルスに感染した時よりも中和抗体がたくさんできるとのことです。つまり、抗体検査で陽性でも、さらにワクチンを接種したほうが、感染しにくくなるということです。

なお、私の場合は、新型コロナウイルスには感染していないことが判明したので、免疫力は備わっていないということであり、今後とも感染を防ぐためには、その予防対策をしっかり行わなければならないということです。

8

感染させ得る人に出会う確率を知っておこう

東京都の感染経験者は1・35%

感染の予防対策を行なううえで、もう一つ知っておきたいことがあります。それは、どのくらいの確率で、新型コロナウイルスを感染させ得る人と出会うのか、という点です。もしその確率がひじょうに小さいのであれば、それほど恐れることはありませんし、逆に高いのであれば、相当用心しなければなりません。

新型コロナの感染は、ウイルスに感染していて、しかも他人に感染させる状況にある人から起こります。では、そんな人がどの程度いるのでしょうか？　現在、感染者が最も多い東京都を例にとって考えてみましょう。

厚生労働省は、２０２１年3月30日に、東京都や大阪府など5都府県で実施した、新型コロナウイルスの抗体検査の結果を公表しました。抗体は、前述のように新型コロナウイルスに感染することでできるので、これまでの感染した人の数（割合）が分かります。

検査の時期は、２０２０年12月で、対象者は1万５０４３人。検査の結果、抗体を持つ人の割合は、東京都が1・３５％、大阪府が0・６９％、宮城県が0・１４％というものでした。つまり、**東京都の場合、約74人に1人が、新型コロナウイルスに感染した経験があるということです。**

感染させ得る人は、感染者の一部

ただし、この感染経験者がすべて他の人に感染させるわけではありません。なぜなら、新型コロナの場合、感染した人が他の人に感染させてしまう期間は、発症の2日前から発症後7〜10日間程度であることが分かっているからです。このため、厚生労働省では、発症してから10日以上経過した人は、PCR検査なしに病院を退院させてよいという方針を示しています。

東京都の場合、2020年12月の時点で、新型コロナウイルスに感染したことがある人の割合は、1・35%であるわけですが、このうちほとんどの人はすでに回復しているはずであり、他人に感染させることはないと考えられます。では、どのくらいの割合の人が感染させ得るのでしょうか?

その数値をはっきり求めることはできませんが、おおよその数値を出すことはできると考えられます。

というのも、感染して発病した人のうち、退院した人は他人に感染させることはないので、それを基に計算すればよいのです。

最近のデータで見てみましょう

感染させ得る人は、どのくらいの割合？

日本で新型コロナウイルスに感染した人は、２０２１年2月9日の時点で40万９２２３人ですが、そのうちの36万９４７２人はすでに退院し、６６１８人は死亡しています。

つまり、これらの人たちは、他人に感染させることはないわけです。残りの人は病院に入院中あるいは療養中などであり、他人に感染させ得る状態の人たちと考えられます。その割合は感染者の約８・１％。

つまり、感染経験者のうち、おおよそこのくらいの割合の人（12・３人に１人）が、他人に感染させ得る状態にあると考えられます。

この数値を、前の東京都の感染経験者の割合である「74人に1人」に乗じると、「910人に1人」ということになります。つまり、東京都の場合、このくらいの割合で感染させ得る人がいるということです。

したがって、千葉県在住の私が東京都に出かけて行った場合、この数値くらいの確率で、感染させ得る人に出会うということです。

ただし、これは２０２０年12月～２０２１年２月にかけてのことであり、その後感染者が増えているので、東京都の抗体陽性者も増えているはずで、その割合はもっと高くなっていると考えられます。

9

体の免疫力とはどんなもので、どうすれば高められるか

免疫が微生物を抑えている

人間の体内では、常に免疫と微生物とのバトルが繰り広げられています。つまり、リンパ球などの免疫細胞が作り上げている免疫システムと、ウイルスや細菌、真菌（カビの一種）などの微生物とが常に戦っている状態なのです。

そして、このバトルは一定のバランスが保たれており、体が維持されているのです。

ですから、もし**免疫力が低下し、何らかの微生物が増殖すると、バランスが崩れて炎症などのトラブルが発生します。ちなみに、腸内には、約１００種類、１００兆個以上の細菌が棲息していますが、免疫力が低下すれば、それらが増殖してたいへんな状態になる**でしょう。

免疫は、体内に生息している微生物の増殖を抑えるとともに、外から侵入しようとするウイルスや細菌などの感染、増殖を抑えてもいます。たとえば、インフルエンザウイルスが鼻から侵入してきた場合、それを免疫細胞が素早く察知して、それを攻撃する抗体が作られ、ウイルスを不活化することができれば、発病にはいたりません。ところが、攻撃がうまくいかず、ウイルスが増殖してしまうと、炎症が起こり、発熱や鼻水、頭痛などの症状が現れるのです。

したがって、新型コロナウイルスの場合も、それが鼻や口から侵入してきた際に、免疫が素早く反応し、それを攻撃して不活化してしまえば、ウイルスは増殖できず、症状も現れないわけです。ですから、免疫の機能を高めておくことが、感染予防には重要なのです。

免疫をつかさどる細胞たち

免疫は、樹状細胞、マクロファージ（食細胞）、リンパ球などの免疫細胞によって構成されています。ちなみに、マクロファージやリンパ球は白血球の一種です。

樹状細胞は、免疫システムのいわば「見張り役」を果たしている、樹状の形をした細胞です。皮膚や粘膜などに多く存在していて、ウイルスや細菌などの異物の存在を見分けます。そして、それらの異物を食べて消化するとともに、その情報をリンパ球の一種のヘルパーT細胞に知らせます。

マクロファージは単球ともいわれ、アメーバのような動きをして、体内をパトロールし、死んだ細胞や変性物質、侵入してきた細菌などをとらえて、消化します。

リンパ球は骨髄で作られて、胸腺で成長します。リンパ球には、Tリンパ球（T細胞）、Bリンパ球（B細胞）、NK細胞（ナチュラルキラー細胞）などがあります。

ウイルスを攻撃する抗体

Tリンパ球には、ヘルパーT細胞やキラーT細胞などがあります。たとえば、ウイルスが体内に侵入してきた場合、前の樹状細胞がそれを察知し、その情報をヘルパーT細胞に知らせます。すると、ヘルパーT細胞から、B細胞に指示が出て、B細胞がそのウイルスを攻撃する抗体を作ります。

また、キラーT細胞は、樹状細胞から情報を受け取って、ウイルスに感染した細胞やがん細胞に取り付いて、それらを排除します。NK細胞は、体内をパトロールして

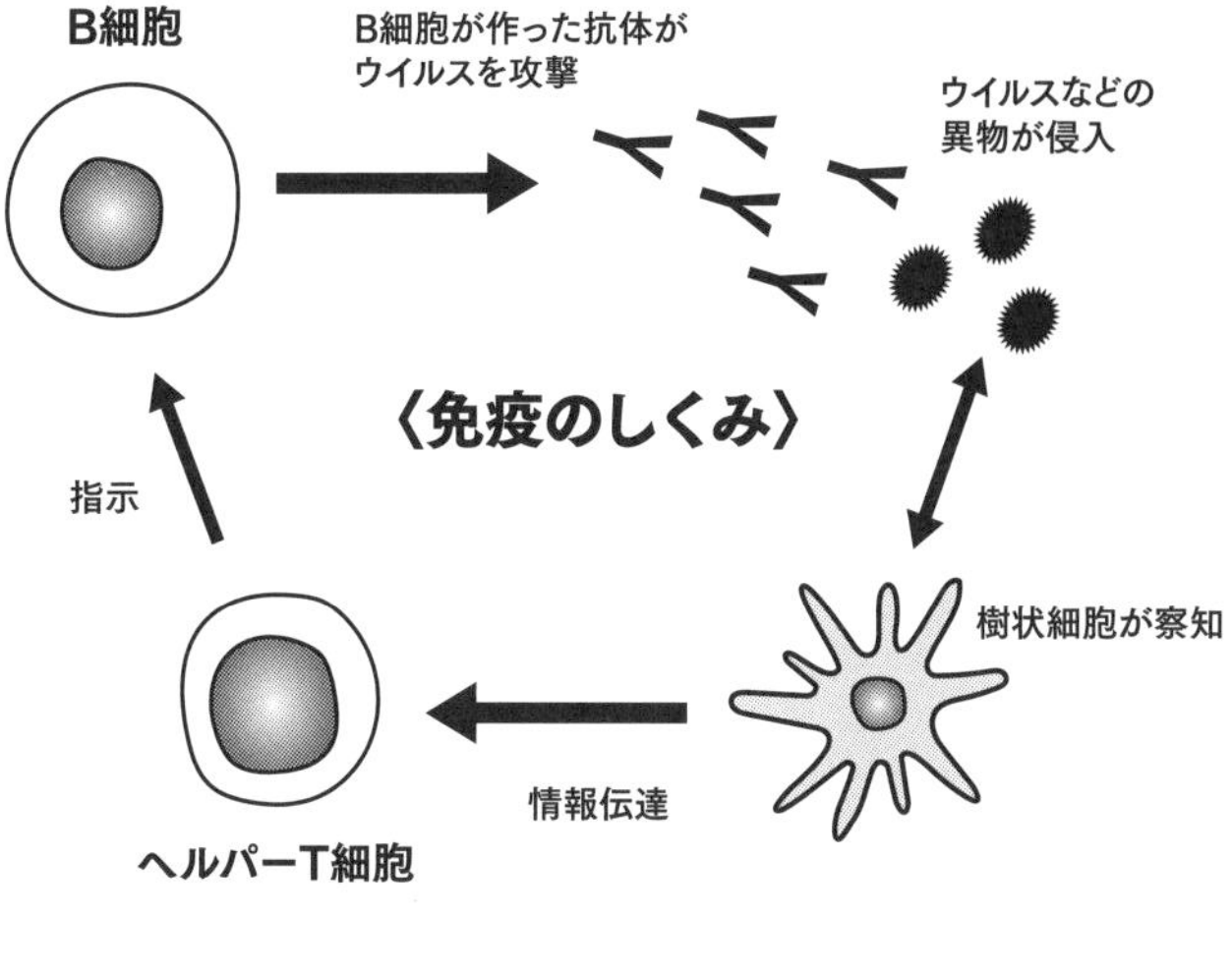

いて、ウイルスに感染した細胞やがん細胞を発見すると、それを攻撃して排除します。

こうして常に各リンパ球が連携して、ウイルスの侵入を防いでいるのです。ちなみに、新型コロナウイルスの細胞への侵入を防ぐ「中和抗体」も、B細胞が作り出すものです。

以上のように、何種類もの免疫細胞が互いに連携しながら、いわば免疫システムのようなものを作り上げ、外からの侵入者を撃退し、体に害がおよばないようにしているのです。

たんぱく質と脂質を十分摂ろう

これらの免疫細胞は、主に骨髄で作られていますが、それらがきちんと生成され、機能していれば、免疫力は維持されることになります。人間の細胞は、免疫細胞も含めて、基本的にはたんぱく質と脂質でできていますから、それらの栄養素を十分に摂取して、また、エネルギー源となる炭水化物を摂り、さらに体の触媒役であるビタミン、微量栄養素のミネラルも当然必要です。つまり、当たり前のことですが、五大栄養素をバランスよく摂取するということが大切なのです。

また、免疫細胞が十分に活動するためには、酸素と栄養が十分供給されなければなりません。したがって、血行をよくして、栄養素と酸素が十分に運ばれるようにすることも大切と考えられます。

合成甘味料がリンパ球を減らす

一方で、食品添加物が、免疫力を低下させる可能性があります。とくに最近、ゼロカロリーや低カロリーの飲料やお菓子、さらにはパン、カレールゥ、梅干し、ドレッシング、冷凍食品など実に様々な食品に盛んに使われている**合成甘味料のアセスルファムK（カリウム）とスクラロースについては、免疫に対する悪影響が心配**されます。

アセスルファムKは、自然界に存在しない化学合成物質で、砂糖の約200倍の甘味があり、2000年に添加物としての使用が認可されました。しかし、イヌにアセスルファムKを0・3％および3％ふくむえさを2年間食べさせた実験では、0・3％群でリンパ球の減少が、3％群ではGPT（肝臓障害の際に増える）の増加とリンパ球の減少が認められました（厚生労働省行政情報『アセスルファムカリウムの指定について』より）。つまり、**肝臓に対するダメージ、およびリンパ球の減少による免疫力の低下が懸念される**のです。

一方、スクロースは、ショ糖（スクロース）の三つの水酸基（-OH）を塩素（Cl）に置き換えたもので、砂糖の約600倍の甘味があり、1999年に添加物としての使用が認可されました。しかし、**スクラロースは、悪名高い「有機塩素化合物」の一種**なのです。

有機塩素化合物は、農薬のDDTやBHC、地下水汚染を起こしているトリクロロエチレンやテトラクロロエチレン、猛毒のダイオキシンなど、すべてが毒性物質と言っても過言ではありません。ただし、スクラロースが、DDTやダイオキシンなどと同様な毒性を持っているというわけではありません。それでも、妊娠したウサギに体重1kgあたり0・7gのスクラロースを強制的に食べさせた実験では、下痢を起こして、それにともなう体重減少が見られ、死亡や流産が一部で見られています。

また、5％を含むえさをラットに食べさせた実験では、胸腺や脾臓のリンパ組織の萎縮が認められました（厚生労働省行政情報『スクラロースの指定について』より）。これは、結果的にリンパ球が減ってしまう可能性があるということであり、やはり**免疫力の低下の懸念がある**のです。

ですから、食品の原材料名をよく見て、「甘味料（アセスルファムK）」「甘味料（スクラロース）」と書かれた製品は避けるようにしてください。

ネット情報は信用できるか

ところで、ネットなどでは、免疫力を高める食品として、ヨーグルトや納豆などがあげられています。それを信じて、新型コロナウイルスに感染しないようにそれらをせっせと食べている人もいると思いますが、本当に免疫力は高くなるのでしょうか？

ネットで免疫力を高める食品としてあげられているベストスリーは、ヨーグルト、納豆、生姜です。

その理由ですが、ヨーグルトの場合、善玉菌の代表格である乳酸菌やビフィズス菌を含んでいるため、腸内環境が整えられ、それによって免疫力も高まるとのことです。人間の免疫細胞の約7割は腸に存在しているということで、腸と免疫との関係が注目されており、そのことから導き出された内容と考えられます。

しかし、腸に免疫細胞が多いのは、食べ物には細菌やウイルスなどの微生物が多く含まれており、それらが食べ物と一緒に入ってくるので、それらの勢力を抑え込まなければならず、必然的に免疫細胞も多く集まることになるのです。

だからといって、ヨーグルトを食べて、腸内の善玉菌を増やすことで、免疫力も上がるのかは疑問です。

次に**納豆**ですが、これも納豆菌によって腸内環境が整えられるからというのが主な理由ですが、**ヨーグルトと同様に実際に免疫力が高まるのかは、疑問**です。

3番目の生姜ですが、免疫力は体温が上がると高くなることが分かっており、生姜が体温を上げる作用があるので、免疫力もアップするという理屈です。しかし、生姜を食べることで、そんなに単純に免疫力が上がるのか、これも疑問です。**擦り下ろし**

た生姜を温かい紅茶などに入れて飲めば、確かに体温が上がるので、免疫力もアップするかもしれませんが……。

このほか、4番目以下は、長ねぎ、ニンニク、きのこ類、みそ、レバー、ブロッコリースプラウト、わかめなどとなっていますが、これらも免疫力アップにつながるのか、疑問です。

おそらくこれらをバランスよく食べれば、様々な栄養素が摂取できるので、免疫細胞の活性化にはつながるかもしれませんが。

10

マスクは立体型のほうが感染予防効果が高い

プリーツ型マスクは漏れやすい

マスクをすることで新型コロナウイルスの感染を一定程度予防できることは間違いないようで、専門の医師たちもマスク装着を呼び掛けています。そのため、ほとんどの人が外出の際にはマスクをしていますが、電車の中でも街中でも、多くの人は、長方形の不織布にゴムひもが付いた「プリーツ型」というマスクをしています。しかし、このプリーツ型は、意外に漏れ率が高いのです。

そもそもマスクをして効果があるのは、他人からの感染を防ぐよりも、他人に感染させないことだとされています。どうしても、マスクと顔の表面の間には隙間ができてしまうので、そこから飛沫などが入ってきてしまうため、感染を完全に防ぐことはできません。一方、感染者がくしゃみや咳をした場合、飛沫はマスクによって遮られ、飛び散らないので、他人に感染するリスクは減るのです。

ですから、会話をする際には、お互いがマスクをつけ、さらに一定の距離を保てば、飛沫を吸い込むということはかなり減らすことができ、感染のリスクを少なくすることができます。そこで、マスクの装着が推奨されているのです。

プリーツ型は立体型に比べて飛沫が侵入しやすい

ところで、多くの人が装着しているプリーツ型のマスクですが、顔に装着した際に長方形の「縦《たて》」の部分と頬との間に大きな隙間ができてしまいます。そのため、ユニ・チャームの「超立体」に代表される立体型のマスクに比べて、漏れ率が高いという欠点があるのです。次のようなテスト結果があります。

国民生活センターでは、市販のウイルス対策をうたったマスク15銘柄について、マスク本体の捕集効率や漏れ率などをテストしました。このテストでは、男女各10名のモニターが実際にそれぞれのマスクを装着し、その際の空気の漏れ率を測定。漏れ率は、マスクの内側（マスクと顔の間）と外側を浮遊する0・3マイクロメートル以上の粒子を測定することで算出しました。図はそのテストでのプリーツ型と立体型の漏れ率を表したものです。なお、「×」は各モニターの値で、「●」は平均値です。

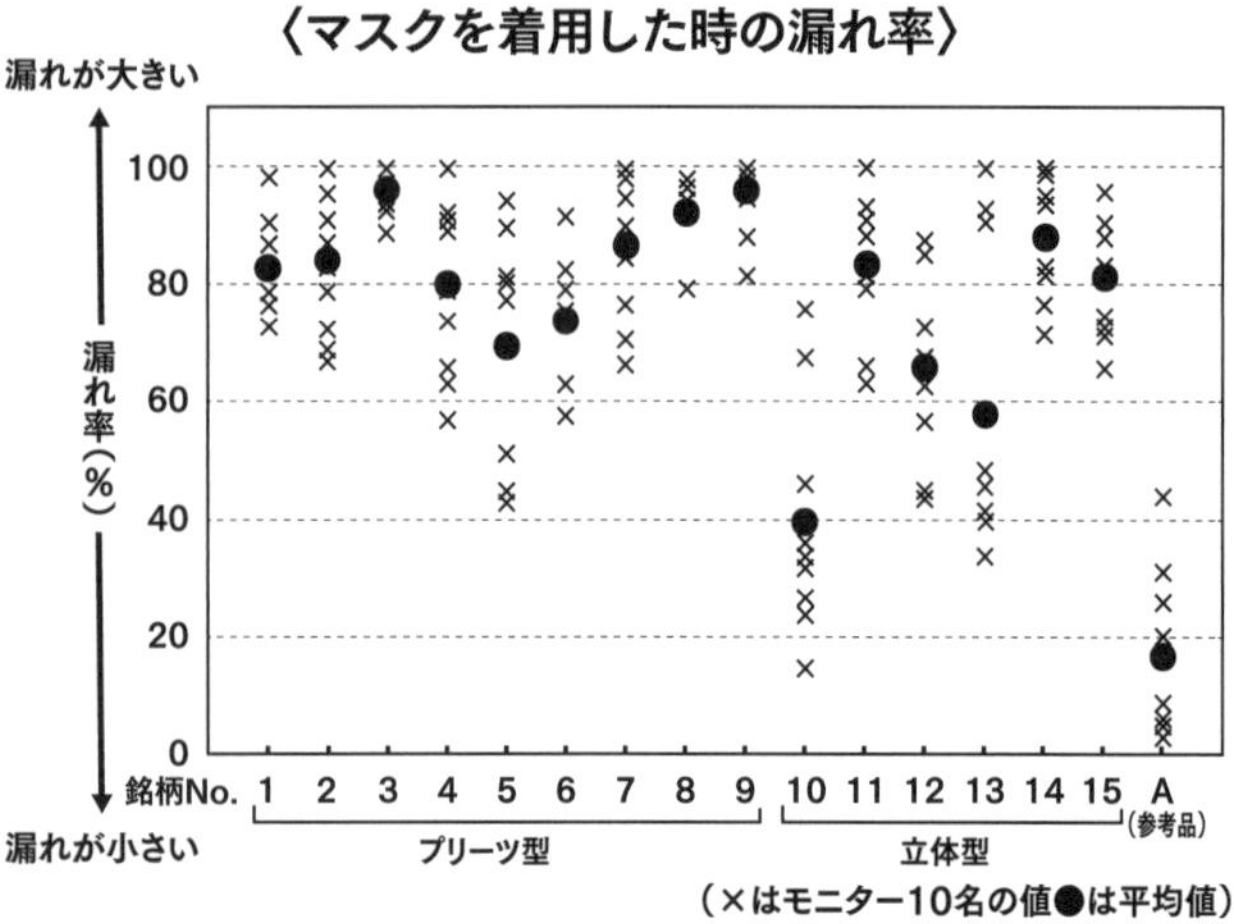

プリーツ型の場合、平均の漏れ率が、9製品すべてで65％以上となっていて、90％を超えているものもあります。一方、立体型の場合、製品によってかなりばらつきがあって、No.10の製品では、平均の漏れ率が40％ですが、No.14の製品では、90％近い漏れ率となっています。

ちなみに、「漏れ率が50％」とは、隙間からの漏れにより、マスク内側に侵入した微粒子の濃度が、外側の微粒子の濃度の半分であることを示しています。ですから、漏れ率が高いということは、外からの飛沫などが入ってきやすいということなのです。

ただし、プリーツ型に比べると、立体型は全般的に漏れ率が低いことが分かります。プリーツ型に比べて、頬との間に隙間ができにくいため、漏れ率が低いのです。

マスクは使い捨てにしなくてもよい

これまで私も主にプリーツ型を装着してきましたが、東京都や千葉県、埼玉県などでも、感染力の高い、新型コロナウイルスの変異株（変異ウイルス）の感染が広まっており、それが主流になりつつあるので、立体型に換えました。立体型の場合、プリーツ型に比べて種類が少ないため、手に入りにくく、値段も高いのですが、感染を防ぐという観点からは、立体型を装着したほうがよさそうです。

なお、新型コロナウイルスの感染が日本で確認された当初、「マスクは使い捨てにしなさい」ということが、医師などから盛んに言われました。マスクの外側表面にウイルスが付着している可能性があったためです。それもあって、一時的にマスク不足の状態になったようです。

しかし、**新型コロナウイルスは、時間とともにその数が急激に減っていきます。その数が半分に減る半減期は、紙表面で3時間、プラスチックの表面で6・8時間**であることが分かっています。

つまり、プラスチック表面では3日間で4000分の1にまで減少し、感染力は失われるのです。

マスクに使われている不織布の素材は、ポリプロピレンやポリエチレン、ポリエステルなどでの合成樹脂であり、プラスチックの一種です。したがって、仮にマスクの表面に新型コロナウイルスが付着していたとしても、4日以上経てばほとんど消滅してしまうのです。

そこで私は、外出した際に使ったマスクを外して、4~5日間くらい放置しておいて、それからもう一度使うようにしています。こうすれば、外出した際に新型コロナウイルスがマスクの外側表面に付着したとしても、それに触れて感染するということはないのです。

なお、**不織布のマスクは洗うことで、再使用できます。**お風呂などで使う桶に水またはぬるま湯を入れて、そこにマスクを浸して、押し洗いをします。ウイルスは細胞の外では無生物であり、ごくごく小さな埃と同じですから、これで洗い落とすことができます。

その後、水道水ですすいで、乾いたタオルで挟んで、水分を取ります。あとはつるして乾燥させれば、完了です。

11

手洗い・うがいに加えて、鼻洗いを行なおう

飛沫感染が主な感染ルート

新型コロナウイルスの感染は、感染者から放出された、ウイルスを含む飛沫が他の人の鼻や口などから入ることで起こります。いわゆる「飛沫感染」です。飛沫より小さなエアロゾルでも感染が起こるという指摘もありますが、主な感染は飛沫で起こっているようです。

また、感染者の飛沫がドアノブやテーブル、階段の手すりなどに付着し、それに他の人が触れて、手にウイルスが付着し、それが口や鼻に運ばれて感染する（接触感染）とも言われています。しかし、それらに付着したウイルスはしだいに感染力を失いますし、さらに人の手などに付着するウイルスの量は少ないので、接触感染で実際に感染するケースは少ないと考えられます。

米タフツ大学の研究では、マサチューセッツ州の街中の横断歩道のボタン、地下鉄駅のドア、レストランのドア、ゴミ箱のふたなど人がよく触れる箇所に触れることによって、**新型コロナウイルスに感染するリスクは、1千万分の2〜1万分の4と推定**されました。つまり、接触感染で実際に感染する確率はかなり低いのです。

日本で2020年1月に発覚した屋形船での感染、昼間営業しているカラオケ、いわゆる昼カラにおける感染、さらに会食での感染などを見ると、やはり感染者から放出された飛沫が、他者の鼻や口から入り、それによって感染が起こるケースがメインと考えられます。したがって、飛沫感染を防ぐことができれば、現在起こっている多くの感染は防ぐことができるでしょう。

「鼻洗い」も重要

口に入ってきた飛沫は、うがいをすることによって外に洗い流すことができます。それを繰り返すことによって、仮に新型コロナウイルスを含む飛沫が口に入ってきたとしても、そのウイルスを排出することができるでしょう。

その際、できるだけ飛沫を早く排出したほうがよいので、うがいは小まめに行ったほうがよいでしょう。駅やスーパーなどでトイレに入った際には、そのつどうがいをするようにするとよいでしょう。

さらに私は「鼻洗い」が必要だと考えており、第4章でも書いているようにそれを**実行しています。鼻洗いについては、ほとんど必要性が指摘されていませんが、ある意味ではうがいよりも重要と考えられます。**

会食やカラオケ、あるいは通常の会話の際にも、感染者から放出されたウイルスを含む飛沫は、他者の口と鼻の穴から吸い込まれます。そして、鼻に入った飛沫の一部は、鼻毛に付着し、そこで留まることになります。

鼻腔は体を守る最前線

鼻は外界と接する器官であり、常にウイルスや細菌などの感染のリスクにさらされています。そのため、感染を防ぐような仕組みが備わっています。その一つが、「鼻毛」です。「鼻毛が出てる」などと、鼻毛は笑いの対象になったりしていますが、実は重要な役目を果たしているのです。

鼻毛は、一種のフィルターの役割を持っています。つまり、呼吸する際に、空気とともに小さな埃や病原体（病原性を持つウイルスや細菌など）などが体内に入ってくるのを防いで、それらが気管支や肺に入り込まないようにしているのです。つまり、体を守る最前線なのです。

鼻毛には鼻腔の細胞から分泌された粘液が付着しています。それが、埃や病原体を吸着させ、除去するのです。

したがって、新型コロナウイルスを含む飛沫も、いったんそこに吸着すると考えられます。

そこで、水で鼻の穴の入り口付近を洗えば、鼻毛に付着した飛沫を洗い流すことができます。それによって、感染を防げると考えられるのです。

ただし、水が鼻の奥まで入ると、痛みを感じるので、奥に入らないように水で洗うようにしてください。

なお、前述のように接触感染によって、感染するケースは少ないと考えられますが、いちおう手洗いも小まめに行うようにしてください。

12

ヨードうがい薬は、感染予防におそらく有効

「ヨードうがい薬がウイルスを減らす」の衝撃

2020年8月、大阪府の吉村洋文知事が、新型コロナウイルス感染者が市販のヨードうがい薬を使用したところ、唾液からウイルスが減ったという、衝撃的な事実を発表してとても話題になりました。

そのため、ヨードうがい薬を買いに走った人が多かったようで、吉村知事はその後、

「ヨードうがい薬が新型コロナの感染を予防するというわけではない」という弁明を行い、あくまで感染者のウイルスが減少しただけという点を強調しました。

ヨードうがい薬は、実際に感染を防ぐ効果はあるのでしょうか？

ヨードうがい薬といえば、「イソジンうがい薬」（ムンディファーマ）や「明治うがい薬」（明治）が有名ですが、ほかにも数種類あります。ただし、成分は基本的にはどれも同じです。溶液1ml中にポピドンヨードという有効成分を70mg（約7％）含んでいます。

ポピドンヨードは、ヨウ素（ヨード）をポリビニルピロリドンという化学物質に結合させたもので、日本薬局方に収載された医薬品です。溶液が茶色い色をしているのは、ヨードが水に溶けているためです。そのほかに、薬用添加物として、エタノール、l－メントール、香料、サッカリンNaなどが使われています。

感染予防に効果がある!?

もともとヨードうがい薬の有効成分のポピドンヨードは、インフルエンザウイルスやエイズウイルス、ノロウイルスなどに対して有効であることが分かっています。したがって、新型コロナウイルスにも作用して、その増殖を抑えたり、感染力を弱めたりするということは十分考えられることなのです。

その結果として、吉村知事が発表したように、感染者の唾液中のウイルスが減ったということになったと考えられます。もし感染者と濃厚接触をして、ウイルスが口に入ってきてそこにとどまった場合、ヨードうがい薬でうがいすることで、ウイルスは減ると考えられます。したがって、おそらく感染の予防にも効果があると考えられます。

ところで、市販のヨードうがい薬には、問題点があります。それは、発がん性の疑いのある合成甘味料のサッカリンNaが使われているという点です。「イソジンうがい薬」や「明治うがい薬」、その他のヨードうがい薬にも、薬用添加物として、サッカリンNaが配合されています。甘味をつけて、口に含みやすくするためです。しかし、動物実験で発がん性が認められているのです。

サッカリンNaは、戦後の混乱期の1948年に食品添加物としての使用が認可されました。ところが、1970年代になって、アメリカからサッカリンNaの安全性に疑問を投げかける情報が入ってきました。

サッカリンNaを5％含むえさをラットに二年間食べさせた実験で、子宮がんや膀胱がんの発生が認められたというのです。そこで厚生省は、1973年4月にサッカリンNaの使用を禁止する措置をとりました。

その後、実験に使われていたサッカリンNaには、不純物が含まれていて、それががんを発生させたという説が有力になりました。そのため、同じ年の12月になんと使用禁止が解かれて、再び使えるようになってしまったのです。

サッカリンNaを含まないヨードうがい薬もある

しかし、1980年に発表されたカナダの実験では、サッカリンNaを5％含むえさをラットに二世代に渡って食べさせたところ、二代目のオス45匹中8匹に膀胱がんが発生しました。一方で、サッカリンNaに発がん性がないことを示す実験結果が発表されたりして、いまだに使用が認められていますが、発がん性の疑いは今も晴れていないのです。

市販のヨードうがい薬は、ほとんどサッカリンNaが配合されていますが、少ないながらそれが配合されていない製品もあります。それは、大洋製薬の「コサジン・ガーグルうがい薬」です。

有効成分のポピドンヨードのほかに薬用添加物として使われているのは、ヨウ化K（カリウム）、l－メントール、ユーカリ油、エタノール、プロピレングリコール、グリセリンで、サッカリンNaは使われていません。使われている薬用添加物は、いずれも安全性にそれほど問題はないものです。

13

明治「R－1」は、新型コロナの感染予防に有効かもしれない

「R－1」で風邪をひかなくなった」

私はこれまで講演を行った際に、高齢の方から、「「R－1」を飲むようになったら、風邪をひかなくなった」という話を何度か聞かされました。風邪をひかなくなったということは、おそらく免疫力が高まったということだと思いますが、明治の「R－1」は、新型コロナウイルスの感染予防に効果があるのでしょうか？

女子レスリングの吉田沙保里選手のテレビCMで知られる「R－1」。正式には「明治プロビオヨーグルトR－1」といいます。コンビニやスーパーでもひときわ目立つ赤い容器には、「強さひきだす乳酸菌」と大きく表示されています。通常のヨーグルトタイプにも、ドリンクヨーグルトタイプにもこの文字が。

「どういうことだろう？」と首をかしげる人もいるかもしれませんが、だいたいの人はその意味が分かっているようです。「強さ」とは、すなわち体の免疫力のこと、「ひきだす乳酸菌」とは、免疫力を高める乳酸菌という意味です。

「R－1」は、トクホ（特定保健用食品）でも機能性表示食品でもありません。そのため、働き（機能）を表示できないので、こうしたあいまいな表現になっているのです。しかし、ネット上では、「免疫力を高める」ヨーグルトとして有名です。

ちなみに、製品名の「R－1」は、ブルガリア菌の一種のラクトバチルスブルガリクスOLL1073R－1（乳酸菌1073R－1）の最後のR－1をとったものです。明治によると、この菌は、特定の多糖体を作り出すため、それが免疫力を高めて、風邪やインフルエンザの感染を防ぐといいます。

風邪をひきにくくなったという疫学データ

「R－1」が、通常の風邪を予防する効果は、一定程度あるようです。というのも、次のような疫学データがあるからです。

明治では、山形県舟形町に住む健康な70～80歳の57人と佐賀県有田町に住む健康な60歳以上85名をそれぞれ二つの群に分け、一方の群には乳酸菌１０７３Ｒ－１を含むヨーグルトを1日90g、もう一方の群には牛乳を1日１００ml飲んでもらいました。期間は、舟形町では8週間、有田町では12週間です。その結果、牛乳を飲んだ群の風邪をひくリスクを1とすると、乳酸菌１０７３Ｒ－１入りヨーグルトを食べた群では、舟形町で０・２９、有田町で０・４４、平均で０・３９と、ヨーグルトを食べた群のほうが明らかに低かったといいます。

これは、「乳酸菌１０７３Ｒ－１」を含むヨーグルトを毎日食べたために免疫力が向上し、風邪のウイルスに感染しにくくなった可能性が考えられます。ただし、この調査は、二重盲検試験（ダブルブラインドテスト）でないところに問題があります。

二重盲検試験とは、医師などの試験を行う人も、試験を受ける人（被験者）も、試験の対象となるもの（この場合は、乳酸菌1073R－1を含むヨーグルト）、そしてプラセボ＝偽薬（この場合は、牛乳）かを分からない状態にして、試験を行うというものです。

試験を行う人も被験者も、人間の心理としてどうしても試験の対象となるものに高評価を与えがちになるので、こうすることでそれを防ごうという試験法です。二重盲検法は、医薬品の効果や安全性を確認する際にも採用されています。

また、この疫学調査は、利害関係者の明治が実施したという点でも、問題があります。本来であれば、利害に関係ない第三者機関が行うべきものですが、なかなか困難ということで、明治が実施したのでしょう。ただし、どうしても明治にとって有利な結論に導かれがちになると考えられます。

無添加のものがおススメ

ただし、これらの問題を差し引いても、**乳酸菌1073R－1を含むヨーグルトを**

1日90g、3か月間毎日食べ続けた場合、これだけ風邪をひく割合が低かったという点は、注目すべきでしょう。

やはり免疫力が高まることによって、風邪ウイルスの感染を防ぐことができた可能性があります。

したがって、風邪ウイルスの一種であるコロナウイルスが変異した新型コロナウイルスに対しても、一定の予防効果がある可能性はあります。

通常のヨーグルトタイプの「R－1」の場合、1個が112gなので、毎日それを食べ続ければ、前の疫学データと同様な効果が得られると考えられます。ただし、「R－1」には様々な種類がありますが、同じような結果を得るためには、ドリンクヨーグルトタイプではなく、通常のヨーグルトタイプがよいでしょう。また、「R－1低脂肪」と「R－1プレーン」は無添加なので、そちらがよいでしょう。

14

風邪薬は新型コロナを防ぐ助けにはならない

風邪ウイルスの一部はコロナウイルス

新型コロナウイルスは、どこかに存在していたある種のコロナウイルスが変異して、今のような厄介なウイルスになったものです。

また、風邪の原因となっているウイルスの10～15%は、同じコロナウイルスの一種です。

新型コロナウイルスと風邪のコロナウイルスとは別物ですが、どちらもコロナウイルスの一種であることは間違いありません。

したがって、風邪の治療薬として売られている市販の風邪薬が、新型コロナウイルスにも効果があるのではないか、という期待が生まれるのですが、それはまったくの勝手な願望です。なぜなら、もともと風邪薬は、風邪のウイルスには効果がないからです。

代表的な風邪薬である［エスタックイブファインFX］（エスエス製薬）の場合、その効能・効果は「風邪の諸症状（のどの痛み、発熱、咳、鼻水、鼻づまり、たん、関節の痛み、筋肉の痛み、くしゃみ、悪寒、頭痛）の緩和」です。ほかの風邪薬もだいたい同じです。

つまり、発熱によって上がった体温を下げたり、頭痛を抑えたり、咳やのどの荒れなどを抑えるというもので、すべて対症療法的効果なのです。

裏を返せば、風邪の原因となっているウイルスを退治して、風邪を治すという効果はないということです。

風邪薬は、ウイルスを退治できない

風邪の原因の約9割は、コロナウイルスやライノウイルスなどのウイルスです。これらウイルスが、鼻やのどなどの上気道の細胞に入り込んで増殖し、炎症を起こした状態が風邪です。

一方、新型コロナウイルスの場合は、肺まで達して、その細胞の中で増殖し、炎症を起こします。それが悪化すると、肺炎を起こして呼吸困難に陥り、最悪の場合死に至るのです。

しかし、**市販の風邪薬**に含まれる各成分は、風邪の原因となっているウイルスを攻撃して、消滅させる作用はありません。ですから、風邪薬を飲んでも、風邪は治らないのです。それどころか、かえって**風邪の治りを遅らせてしまうことになりかねません。というのも、体の免疫力を弱めてしまう可能性が高い**からです。

通常の風邪にしても新型コロナにしても、その原因ウイルスを退治することができるのは、体に備わっている免疫のみです。侵入してきたウイルスを免疫システムが察知して機能を開始し、ウイルスを攻撃して消滅させるのです。

この免疫は体温が高いほうが活発に働きます。風邪をひいて発熱するのは、体温を高めて免疫力を高めるためでもあるのです。

かえって風邪の治りを遅くする

ところが、解熱鎮痛剤（イブプロフェンやアセトアミノフェンなど）を含む風邪薬を飲んで、無理に体温を下げてしまうと、免疫の機能が低下し、ウイルスを攻撃する力が弱まってしまうのです。

また、風邪のウイルスは低温のほうが活動が活発になるので、それが増殖しやすくなり、症状を悪化させてしまう可能性もあります。つまり、風邪薬を飲むと、かえって風邪の治りが遅くなってしまいかねないのです。

さらに、風邪薬によって副作用が現れる心配もあります。発疹・発赤、かゆみ、青あざなどのほか、吐き気・嘔吐、食欲不振、胃部不快感、めまい、動悸、息切れ、排尿困難、目のかすみ、耳なりなどの症状が現れることがあります。

体質によってはアレルギーの一種のアナフィラキシーショックを起こすこともあります。これは、服用後すぐに皮膚のかゆみ、蕁麻疹、動悸、息苦しさなどが現れるというものです。

また、ごくまれにですが、スティーブンス・ジョンソン症候群という重い副作用が現れることがあります。

体の免疫が風邪薬の成分に過剰に反応するために発症するもので、高熱がでて、目の充血、唇のただれ、のどの痛み、皮膚の広範囲の発疹・発赤、全身倦怠感などの症状が持続したり、それらの症状が急激に悪化するというものです。したがって、市販の風邪薬を安易に飲むことは止めたほうがよいのです。

第3章

新型コロナ便乗商法、こんな予防製品はいらない

15

「ビオレu手指の消毒液」「コーワ消毒液」などの手指消毒液を家に置く必要はまったくない

ドラッグストアにずらっと並ぶ手指消毒液

２０２１年になって新型コロナの感染は、居酒屋などでの会食で広まり、そこで感染した人が家にウイルスを持ち帰り、さらに家庭内で感染が広まるという状況になりました。そこで、「手指消毒液を家に置いて、感染を広めないようにしよう」と考えている人も多いようです。それを当て込んで、ドラッグストアには、**「ビオレu手指**

の消毒液」（花王）や「手指の消毒にコーワ消毒液」（興和）、「ハンドラボ手指消毒ハンドジェルVS」（サラヤ）などの手指消毒液がずらっと並んでいます。しかし、実はこれらを家に置く必要はまったくないのです。

新型コロナ対策用として売られている手指消毒液は、二つのタイプに大別することができます。一つは、ベンザルコニウム塩化物系で、もう一つは、アルコール（エタノール）系です。

ベンザルコニウム塩化物は、プラスに帯電する合成界面活性剤（これを陽イオン系界面活性剤という）の一種で、細菌やカビ、酵母などに対して殺菌効果があります。逆性石けんとも言われ、病院などで、手指や粘膜などの消毒、さらに機器の消毒などに使われているほか、目薬に防腐剤としても配合されています。「ビオレu手指の消毒液」や「手指の消毒にコーワ消毒液」はこのタイプです。

テーブルやドアノブの消毒には有効!?

この成分がどうして新型コロナウイルス対策の手指消毒液に使われているかという

と、厚生労働省などが、ベンザルコニウム塩化物が新型コロナウイルスに有効であると認めているからです。同省のホームページには、「新型コロナウイルスの消毒・除菌方法について（厚生労働省・経済産業省・消費者庁特設ページ）」という項目があり、そこには、「テーブル、ドアノブなどには、市販の家庭用洗剤の主成分である『界面活性剤』も一部有効です。界面活性剤は、ウイルスの『膜』を壊すことで無毒化するものです。９種類の界面活性剤が新型コロナウイルスに有効であることが確認されています（ＮＩＴＥの検証による）」とあり、その一つが塩化ベンザルコニウム（ベンザルコニウム塩化物と同じ）なのです。

ここで「ＮＩＴＥ」とは、経済産業省所管の独立行政法人である製品評価技術基盤機構のことです。同機構は、『新型コロナウイルスに対する代替消毒方法の有効性評価（最終報告）』という冊子を２０２０年６月に発行していて、その中で次のように記しています。

「塩化ベンザルコニウムについては、国立感染症研究所での検証試験において、０・０５％（２分）において99・９９９％以上の感染価減少率であった。北里大学での検証試験において0・05％（1分）で不活化効果が認められた」。

手は流水で洗うのが一番

つまり、ベンザルコニウム塩化物の0・05％溶液によって、新型コロナウイルスの感染力が極端に低下し、また不活化、すなわちウイルスとしての活動が抑えられたということです。そのため、市販の手指の消毒液の場合、成分のベンザルコニウム塩化物の濃度を0・05％に設定しています。

しかし、前出の「新型コロナウイルスの消毒・除菌方法について」では、「手や指などのウイルス対策」として、「手や指についたウイルス対策は、洗い流すことが最も重要です。手や指に付着しているウイルスの数は、流水による15秒の手洗いだけで1／100に、石けんやハンドソープで10秒もみ洗いし、流水で15秒すすぐと1万分の1に減らせます」とあります。

ウイルスは、生物と無生物の中間の存在です。すなわち、人間などの細胞の中に入って増殖する場合は生物といえますが、その外では増殖はできず、無生物に当たります。

つまり、ごくごく小さな埃のようなものなのです。

ですから、手指に付着したウイルスは、水道の流水や石けんで洗うことによって、ほぼ除去できるのです。したがって、手指消毒液を使って手指を消毒する必要はないのです。

手指の消毒用にすり替えられた

そもそも**ベンザルコニウム塩化物は、「テーブル、ドアノブなど」を消毒するのに有効とされているものです。それがいつの間にか、手指の消毒に有効ということにすり替えられ、それを成分とした手指消毒液が売られている**のです。

一方、「ハンドラボ手指消毒ハンドジェルＶＳ」などのアルコール系の手指消毒液も家庭内ではまったく必要ありません。

「新型コロナウイルスの消毒・殺菌方法について」では、「手洗いがすぐにできない状況では、アルコール消毒液も有効です。

アルコールは、ウイルスの『膜』を壊すことで無毒化するものです」と記され、濃度が70%以上95%以下のエタノールを用いてよくすりこむことが有効とされています。

しかし、家庭内には必ず水道があるので、「手洗いがすぐにできない状況」には当たりません。したがって、この製品も必要ないのです。

16

空間除菌製剤「クレベリン」は、新型コロナに有効か分かっていない

「『クレベリン』が効く」という勝手な思い込み

新型コロナが日本で流行し始めた、2020年春に東京都内や千葉県内のドラッグストアを見て回ったところ、空間除菌製品の「クレベリン 置き型」（大幸薬品）が品切れの状態になっていました。「家庭内を漂う、新型コロナウイルスを退治できる」と考えた人が買いに走ったようです。しかし、この製品によって、空気中を浮遊する

新型コロナウイルスを撃退できるのでしょうか？
［クレベリン　置き型］は、成分の二酸化塩素および亜塩素酸ナトリウム液から、二酸化塩素が揮発して空気中に拡散し、その殺菌力で浮遊する細菌やウイルスを除去するというものです。大幸薬品のホームページには、［クレベリン　置き型］について、「6畳相当（25立方メートル）の閉鎖空間でクレベリン置き型製品により、浮遊・付着ウイルスの一種、浮遊・付着菌の一種を180分間で99・9％除去できることを確認」と書かれていました。

浮遊する新型コロナウイルスを撃退できるのか？

これはかなり高い除去率ですが、問題は、私たちにとって脅威となっている新型コロナウイルスをどの程度除去できるかという点です。同社では、ニュースリリースで、次のような大阪府立大学との共同実験結果を紹介しています。

それによると、二酸化塩素を100ppm（ppmは、100万分の1を表す濃度の単位）含む溶液に新型コロナウイルス（SARS－CoV－2）を10秒間接触させたところ、ウイルスの感染価が99・997%以上、低減したといいます。また、二酸化塩素を10ppm含む溶液に新型コロナウイルスを10秒間接触させたところ、その感染価が99・96%以上、低減したといいます。

この実験結果から、二酸化塩素が新型コロナウイルスの感染力を低下させることは間違いないようですが、これはあくまで二酸化塩素が一定程度溶けた溶液の作用であって、「クレベリン　置き型」から空気中に揮発した二酸化塩素が、これと同様な効果があるのかはわかりません。なぜなら、二酸化塩素は三次元空間に拡散し、その濃度は低下するからです。

健康への悪影響はないのか

そもそも家庭の室内にこうした空間除菌製品を置く必要性はありませんし、かえって害をもたらす可能性があるのです。

二酸化塩素は、第一次世界大戦で毒ガス兵器として使われた塩素ガスよりも毒性が強く、国連の勧告であるGHS（化学品の分類および表示に関する世界調和システ

ム）によると、二酸化塩素について、ラットに対する半数致死濃度は32ppmで、「吸入すると生命に危険」とあります。一方、塩素ガスの半数致死濃度は146ppm。つまり、二酸化塩素は塩素ガスよりも4倍以上も毒性が強いのです。

［クレベリン　置き型］から揮発する二酸化塩素は0・01ppm程度と低濃度ですが、それでも毎日人間が吸い込んだ場合、害が現れることはないのか懸念されます。

とくに化学物質過敏症の人の場合、原因となる化学物質がppmレベル以下でも発症するので、要注意です。

新型コロナウイルスの対策で最も重要なことは、外出した際に感染しないように心がけることです。すなわち「3密」を避ける、駅やスーパー、コンビニなどのトイレで小まめに手を洗ったりうがいをする。そして、家に帰ってきた際には、すぐに手洗いをし、うがいを十分に行うことです。

また、家族がいる場合、窓を開けたり、換気扇を回すなどして、喚起を行うことが必要です。

17

消毒スプレー「イータック」は、ウイルスをどれだけ除去できるか不明

ドラッグストアで売られる新型コロナ用除菌スプレー

ドラッグストアには、新型コロナ用といえる**除菌スプレー**が売られています。その代表格が、**「イータック抗菌化スプレーα」**（エーザイ）です。ボトルには**「ウイルス・菌を除去！」「抗菌作用が1週間持続」**と大きく表示されています。これを見て、「1本買って、家の中のドアノブや手すり、テーブルなどにスプレーしてみよう」と

思う人もいるでしょう。新型コロナの感染者がそれらに触ると、ウイルスが付着し、感染が広まるといわれているからです。

この製品の成分は、「エトキシシラン系化合物」というものです。第4級アンモニウム塩（ベンザルコニウム化合物やその類似物質の塩化ベンゼトニウムなど）と接着剤の役割を果たすシラン化合物を一つにしたものです。この成分をドアノブやテーブルなどにスプレーすると、第4級アンモニウム塩がそれらに付着して、その殺菌効果が持続するといいます。

前述のようにベンザルコニウム塩化物は、新型コロナウイルスの感染力を低下させたり、不活化することが確認されています。

また、塩化ベンゼトニウムについては、前出の『新型コロナウイルスに対する代替消毒方法の有効性評価（最終報告）』の中で、「塩化ベンゼトニウムについては、国立感染症研究所での検証試験において、0・05％（1分）において99・999％以上の感染価減少率であった。北里大学での検証試験においても0・05％（5分）で不活化効果が認められた」と書かれています。

有効成分の濃度が分からない

つまり、ベンザルコニウム塩化物と同様な効果があるということです。ですから、これらの成分をドアノブなどにスプレーして付着させれば、新型コロナウイルスが付いても感染力を失わせられると感じる人は多いでしょう。

しかし、**問題なのは、ベンザルコニウム塩化物や塩化ベンゼトニウムの濃度です。**国立感染症研究所や北里大学の実験では、いずれも「0・05％」で効果が認められています。果たして、スプレーした際にこの濃度以上になるのか、それがよく分からないのです。

ボトルに表示された「使用方法」は、「噴霧口を対象に向け約20～30cmほど離して適量をスプレーしてください」とあるだけで、こうした使い方をすれば、対象物の表面に「0・05％」以上になるのかどうか、不明です。これでは、実際にどれだけの効果があるのかは不明ということになってしまいます。

そもそも前出の米タフツ大学の研究でも明らかなように、実際に「接触感染」によって感染が起こる確率はかなり低いことが分かります。ですから、こうした製品を家庭内で使う必要性はほとんどないと考えられます。

室内空間用除菌スプレーは有効か？

一方、家庭の室内空間を除菌するためのスプレー製品も売られています。その一つである「空間除菌　室内空間用」（紀陽除虫菊）の場合、「室内空間に漂うウイルス・菌・ニオイに！」と大きく表示されています。室内やトイレ、玄関、浴室などにスプレーすることで、成分の二酸化塩素を空気中に拡散させ、浮遊するウイルスや細菌を除去するというものです。

新型コロナウイルスは、人間の飛沫に含まれていて、それが感染を広めていることが分かっています。また、飛沫よりも小さなエアロゾルにも含まれていて、それも一部で感染を広めているといわれています。

ちなみに、飛沫は遠くまで届くことはなく、ほとんどは2メートル以内に落下します。一方、エアロゾルは、直径が5マイクロメートル以下の細かい水滴で、数メートル先まで届きます。そこで、空間を除菌することで、これらの飛沫やエアロゾルに含まれる新型コロナウイルスを退治して、家庭内での感染を防ごうというわけです。

しかし、**この製品から噴射された二酸化塩素は、三次元空間に広がってしまうので、浮遊するウイルスをどの程度除去できるのかは不明**です。

18

「キリンイミューズ」などの免疫力維持食品には、新型コロナの感染を防ぐ証拠はない

免疫力を高めるではなく、免疫力を維持!?

ウイルスなどによる感染症を予防するためには、免疫力を高めることが重要です。免疫力が低いと、ウイルスの侵入を容易にしてしまうからです。新型コロナが高齢者で重症化しやすいのも、一般に高齢者は免疫力が低いため、ウイルスが侵入しやすく、また増殖しやすいからと考えられています。

そのため、新型コロナを予防するためには「免疫力のアップが重要」ということが声高に言われるようになりました。そこで、免疫力を高めることを示唆する様々な製品が売り出されています。

その代表格が、キリンビバレッジの清涼飲料水［キリンＩＭＵＳＥ（イミューズ）］で、そのボトルには大きく「健康な人の免疫機能の維持をサポート」と書かれています。これを見て、「免疫力がアップするんだ」と思う人もいるでしょう。

機能性表示食品であるためこうした表示ができるのですが、「免疫機能を高める」ではなく、「免疫機能の維持」となっている点に注目してください。なぜなら、単なる「維持」であれば、これをわざわざ飲まなくても、通常の食事を摂ればよいとも考えられるからです。

やはり「高める」ではなく「維持」

さらに［キリンイミューズ］のボトルには「プラズマ乳酸菌１０００億個」と表示され、その届出表示は「本品には、プラズマ乳酸菌（L.lactis strain Plasma）が含まれます。プラズマ乳酸菌はｐＤＣ（プラズマサイトイド樹状細胞）に働きかけ、健康な人の免疫機能の維持に役立つことが報告されています」というものです。やはり免疫機能を「高める」ではなく、「維持」となっています。

ここで「樹状細胞」とは、免疫システムの「見張り役」を果たしている、樹状の形をした細胞です。皮膚や粘膜などに多く存在していて、細菌やウイルス、アレルゲンなどの異物の存在を見分けます。そして、それらの異物を食べて消化するとともに、その情報をリンパ球の一種のヘルパーT細胞に伝達します。

すると、ヘルパーT細胞は、やはりリンパ球の一種のB細胞に指令を出し、B細胞で抗体が作られ、異物を攻撃するという仕組みになっています。ちなみに、樹状細胞は1973年に発見されたもので、それを発見したアメリカのラルフ・スタインマン博士は、その功績によってノーベル生理学・医学賞を受賞しています。

この樹状細胞は主に2種類に分類されます。一つは、ミエロイド樹状細胞（ｍＤＣ）で、これは細菌を食べて、さらに免疫機能を活性化することによって感染を予防します。そしてもう一つが、プラズマサイトイド樹状細胞（ｐＤＣ）です。こちらはいくつかの役割を持っています。

プラズマ乳酸菌とは?

まずインターフェロンという物質を放出して、ウイルスの増殖を抑えます。また、ヘルパーT細胞やB細胞などを活性化し、さらにリンパ球の一種のNK細胞(ナチュラルキラー細胞)を活性化します。NK細胞は全身をパトロールしていて、ウイルス感染細胞やがん細胞などを見つけて攻撃します。

このプラズマサイトイド樹状細胞にちなんで名づけられたのが、「キリンイミューズ」に含まれる「プラズマ乳酸菌」という乳酸菌の一種です。キリンビバレッジのホームページによると、「プラズマ乳酸菌は『免疫の司令塔』である『pDC(プラズマサイトイド樹状細胞)』を直接活性化することができます。活性化された司令塔の指示・命令によって、免疫細胞全体が活性化され、外敵に対する防御システムが機能します」とのこと。

同社では、この製品を2020年11月に発売しましたが、それに関するニュースリリース「プラズマ乳酸菌を使用した『iMUSE（イミューズ）』ブランドが好調！」（2020年12月15日付）には、プラズマ乳酸菌がpDC（プラズマサイトイド樹状細胞）を活性化することを裏付けるという実験結果（グラフ）が二つ載っています。

ところが、その内容が少し妙なのです。

なぜか、活性化の数値が低下

一つは、対象者が運動部の大学生51名で、試験食品がプラズマ乳酸菌を1000億個含むカプセル、もしくは含まないカプセル（プラセボ）で、摂取期間は2週間となっています。その結果、摂取前と摂取後では、プラセボを摂取した人がpDCの活性化を示す数値がやや低下したのに対し、プラズマ乳酸菌を摂取した人は、その数値がやや上昇しています。そのため、プラズマ乳酸菌には、pDCを活性化させる作用があるという判断になっています。

一方、もう一つは、対象者が健常な男女38名で、試験食品はプラズマ乳酸菌を1000億個含むヨーグルト、もしくは含まないヨーグルト（プラセボ）で、摂取期間は

4週間です。

その結果、摂取前に比べて摂取後では、プラセボを摂取した人のｐＤＣの活性化を示す数値がだいぶ低下していて、それに対して、プラズマ乳酸菌を摂取した人もその数値が低下しているものの、その低下の傾向が少なくなっています。

そのため、プラセボを摂取した人に比べて、プラズマ乳酸菌を摂取した人では、低下の度合いが明らかに少ないということで、プラズマ乳酸菌はｐＤＣを活性化させるという判断がなされています。

新型コロナウイルスの感染を防げるかは不明

しかし、プラズマ乳酸菌を摂取し始めてから、摂取前に比べて、ｐＤＣの活性化を示す数値が低下し続けており、これは見方によっては、「何も摂取しないほうがよいのではないか」という解釈もできます。

したがって、**これらの実験結果から、プラズマ乳酸菌がプラズマサイトイド樹状細胞を活性化させるという結論を導き出すのは、無理があると考えられます。**そもそも体内でプラズマサイトイド樹状細胞が、仮に活性化されたとしても、新型コロナウイルスの感染を予防したり、発症を抑制したりできるかどうかは分からないのです。

19

［ウィルバリア］などの感染予防サプリは、予防の根拠まったくなし

根拠のない付加価値で、値段を吊り上げる

各ドラッグストアには、たいていウイルス対策コーナーが設けられていて、マスクや手指消毒剤などが並べられていますが、さらにいわゆる感染予防サプリといわれるものも並べられています。**花王の「sonae（そなえ）ウィルバリア」はそんな製品の一つです。**

この製品名は、ウイルスとバリア（障壁、防護壁）を縮めたもので、ウイルスをブロックすることを示唆しているといえます。そのため、この言葉につられて購入している人もいるでしょう。

その原材料名は、「還元麦芽糖水飴（国内製造）、茶エキス発酵物／重曹、ビタミンC、セルロース、酒石酸、クエン酸、香料、ステアリン酸Ca、二酸化ケイ素、甘味料（アスパルテーム・L－フェニルアラニン化合物、ステビア、スクラロース）、香辛料抽出物」です。「／」以降はすべて添加物。

添加物は、錠剤化するためのものであったり、クエン酸や酒石酸など酸味を出すものであり、ウイルスのバリア効果を生み出すようなものは見当たりません。では、「還元麦芽糖水飴」と「茶エキス発酵物」はどうかというと、これらが新型コロナウイルスに対する「バリア」となって、その感染を防ぐという証拠はどこにもありません。しかも、14粒入りで950円（税込）もしました。

つまり、**感染予防という根拠のない付加価値を示唆することによって、値段を釣り上げているの**です。日本を代表する大手洗剤メーカーが、こうした製品を平気で売り出すということに驚きを覚えます。金儲けのためなら、手段を選ばずという印象を強く受けます。

危険性の高い合成甘味料入り

しかも、この製品には、危険性の高い合成甘味料のアスパルテームとスクラロースが使われているという問題があります。アスパルテームは、アミノ酸のL－フェニルアラニンとアスパラギン酸、そして劇物のメチルアルコールを結合させて作ったもので、砂糖の180～220倍の甘味があります。しかし、アメリカでは複数の研究者によって、アスパルテームが脳腫瘍を起こす可能性があることが指摘されました。また、2005年にイタリアで行なわれた動物実験では、アスパルテームによって白血病やリンパ腫が発生することが認められ、人間が食品から摂っている量に近い量でも異常が観察されました。

一方、スクラロースは第2章の9で説明したように悪名高い「有機塩素化合物」の一種であり、5％を含むえさをラットに食べさせた実験では、胸腺や脾臓のリンパ組織の委縮が認められているのです。

【まもり高める乳酸菌】では守れない

このほか、ウイルス対策コーナーで見つけたものにハウスウェルネスフーズの「まもり高める乳酸菌L－137ドリンク」があります。この製品はトクホ（特定保健用食品）でも機能性表示食品でもないので、機能（働き）を表示できないため、「まもり高める」というあいまいな表示になっています。ただし、体の機能で「まもり」といえば、免疫力のことであり、それを「高める」ということですから、「免疫力を高める」ということを示唆していると考えられます。

その原材料名は、「糖類（果糖ぶどう糖液糖（国内製造）、砂糖）、デキストリン、加熱乳酸菌（乳成分を含む）／酸味料、乳酸カルシウム、増粘剤（キサンタンガム）、香料、ビタミンE」です。同じく「／」以降が、すべて添加物です。

ボトルには、『まもり高める乳酸菌L－137』は、ハウス食品グループが研究を重ねてきた独自の乳酸菌です」と書かれています。原材料のうちの「加熱乳酸菌」がこれに当たるようですが、新型コロナウイルスの感染を防ぐという根拠は、やはりありません。

「新型コロナが怖い」「新型コロナには感染したくない」という人々の心理に巧みに付け込むような、サプリメントや健康飲料が次々に売り出されています。その宣伝文句に惑わされて、無駄な買い物をしないようにくれぐれも注意してください。

20

高額な銀チタンマスクの予防効果は、普通のマスクと変わらない

不織布マスクに比べて割高

新型コロナの予防には、マスクをつけることが当たり前になっていて、電車の中でも街中でもほとんどの人がマスクをしています。そんな中、通常のマスクに比べてよりウイルスを遮断することをうたったマスクが売り出されました。その名は、「医師が考えたハイドロ銀チタンマスク」（DR.C医薬）です。

この製品は、歌舞伎俳優の市川海老蔵さんを起用したテレビCMで知られています。製品のパッケージにも海老蔵さんの顔写真が載っています。

値段は、東京都内のドラッグストアで購入したところ、3枚入りで539円（税込）でした。通常の不織布マスクに比べてかなり割高です。しかし、感染予防効果は普通のマスクと変わらないのです。

プリーツ型の漏れ率は高い

この製品は、一般的なマスクに使われている不織布にハイドロ銀チタンシートと高密度フィルターを重ねたものです。この重ね合わせによって、0・1マイクロメートル微粒子、バクテリア飛沫、ウイルス飛沫をそれぞれ平均99％カットするといいます。なお、「ハイドロ銀チタン」は、酸化チタン・ハイドロキシアパタイト・銀により組成されているといいます。

しかし、基本的には長方形の不織布にゴムひもが付いたものであり、このタイプのマスクの場合、第2章の10で解説したように、顔に装着した際に頬との間に大きな隙間ができてしまい、そこから飛沫や微粒子などが入ってきてしまうという問題があるのです。

酸化チタンは発がん性の疑い

つまり、プリーツ型の場合、どうしても頬との間に大きな隙間ができてしまい、マスクの内側の空気が容易に外に出てしまい、漏れ率が高くなってしまうのです。これは、外からの空気も容易に入ってきてしまうということであり、ウイルスを含む飛沫を遮断することはできないということです。

したがって、不織布にいくらハイドロ銀チタンシートと高密度フィルターを重ねても、それがプリーツ型である場合、ほとんど意味はなさないのです。

さらにもう一つ問題点があります。それは、「ハイドロ銀チタンシート」に使われている酸化チタンには、発がん性の疑いがあることです。こんな実験データがあります。

ラットに対して、空気1立方メートル中250mgの酸化チタン塵《じん》を1日6時間、1

週間に5日、2年間吸わせた実験で、肺がんの発生率の増加が観察されたのです（『第7版食品添加物公定書解説書』廣川書店刊より）。

こうした化学物質を口に付着するマスクに使うというのは、安全性において疑問を感じます。安易な使用は止めてもらいたいものです。

21

マスクに「ウイルシャット」をスプレーしても意味はない

ウイルス対策コーナーに並ぶ奇妙な製品

ドラッグストアのウイルス対策コーナーには、マスクや手指消毒液などとともに奇妙な製品が並べられていることがあります。**「ウイルシャット　マスクでブロック」（フマキラー）もそんな製品の一つ**です。

この製品の場合、「ウイルス・細菌を99・9%除去／24時間抗菌」と大きく表示され、さらに「イオンの力で花粉・PM2.5・黄砂の吸入を抑える」とあります。新型コロナに恐怖を抱いている人、あるいは花粉症の人には魅力的に映るでしょう。なにしろ、ウイルスを「99・9％除去」して、花粉の吸入も抑えるというのですから。

成分は、「陽電架ポリマー、増粘多糖類、抗菌剤、植物抽出エキス、水」です。これらの成分をマスクの外側にスプレーすると、付着して、ウイルスや細菌、花粉などの吸入を防ぐといいます。

プリーツ型マスクにスプレーしても意味はない

しかし、「99・9％除去」という強気な表示の割には、「本品は、疾病の予防や治療を目的として使用するためのものではありません」という、弱気な言葉が小さな文字で書かれています。ということは、新型コロナや花粉症を予防するためのものではないということです。だったら、何のために使うのでしょうか？

また、「すべてのウイルス・細菌・花粉・PM2.5・黄砂に効果があるわけではありません」とも書かれています。これでは、新型コロナウイルスの侵入を防ぐことができるのか分からないことになります。
そもそも多くの人が使っているプリーツ型のマスクの場合、前述のようにマスクの横の部分と頬との間に大きな隙間がどうしてもできてしまい、そこからか飛沫などが侵入してしまいます。したがって、マスクの外側の表面をいくら除菌しても、感染予防という点からはほとんど意味はないのです。

役に立たない製品を買うのは止めよう

ほかにも奇妙な製品があります。たとえば、「ＩＨＡＤＡ（イハダ）アレルスクリーン」（資生堂薬品）です。「花粉ウイルスＰＭ2.5をブロック！」と大きく表示され、さらに「資生堂特許技術　花粉等の付着を抑制するイオンの透明ベール」とも書かれています。

成分は、「水、エタノール、ポリクオタニウム-51、ＰＥＧ／ＰＰＧ-14／7ジメチルエーテル、窒素、クエン酸Na、ＰＥＧ-30フィトステロール、クエン酸、温泉水、ジステアリルジモニウムクロリド、イソステアリルアルコール、ミネラルオイル、イソプロパノール、フェノキシエタノール」です。

顔の表面にスプレーすることによって、エタノールなどの成分が皮膚に付着し、そのことによってウイルスや花粉、ＰＭ2.5などが付着しにくくなるというものです。

しかし、ウイルスが顔の表面に付着したとしても、顔の表面は角質層で覆われているので、そこから侵入するということはありません。問題なのは、ウイルスを含む飛沫が鼻の穴から吸い込まれたり、口の中に入ったりすることで、それによって感染が起こるのです。したがって、この製品を使っても、感染予防という点ではまったく役に立たないのです。

私たち消費者が、こうした製品を安易に購入していると、各企業は消費者を甘く見て、今後も次々に役に立たない製品を作り出し、売り出していくでしょう。それを止めさせるためにも、役に立たない、無駄なものは買わないようにする必要があります。

22 「ウイルオフ ストラップタイプ」「クレベリンスティック ペンタイプ」は法律違反？

消費者庁が、優良誤認で2社に措置命令

消費者庁は2021年4月9日、空間除菌をうたった除菌スプレーを販売する2社に対して、ウイルスを除去するような誤解を招く広告（景品表示法の優良誤認）を行なったとして、同法に基づいて、再発防止などを求める措置命令を出しました。**その2社とは、「ノロウィルバルサン」という除菌スプレーを販売していた家庭用品メー**

カーのレック（東京都・中央区）、および「ケア・フォー　ノロバリアプラススプレー」を販売していた原材料メーカーの三慶（大阪市）です。

「ノロウィルバルサン」は、亜塩素酸を成分とした製品ですが、レックでは、それを販売する際に2019年11月から2020年10月にかけて、動画広告や同社ウェブサイトで「空間除菌、目に見えないウイルス・菌を99・9％除去」などと表示していました。また、「ケア・フォー　ノロバリアプラススプレー」も成分は同じですが、三慶では、2020年8〜10月にウェブ広告で「浮遊菌をカット!!」などと宣伝していました。

これに対して、消費者庁は2社にそれらの根拠を示す資料の提出を求めました。そして、提出された資料を検討した結果、いずれも合理的な根拠はないと判断し、前述のような命令を出したのです。

ちなみに、レックではこの措置に対して、消費者庁と争う模様です。「当社は本件措置命令における事実認定及び判断には承服し難く、本日開催の取締役会において、本件措置命令に対する取消訴訟の提起及び執行停止の申立を行うことを決議いたしました」（4月10日付の同社のホームページ）とのことです。

ほかにも優良誤認といえる製品がある

ところで、この2社が販売していた除菌スプレーと同様に、**消費者に誤解をあたえるような、空間除菌製品がほかにもあるのです。それは、大木製薬の［ウイルオフストラッププタイプ］や大幸薬品の［クレベリンスティック　ペンタイプ］です。**

［ウイルオフ　ストラッププタイプ］の成分は亜塩素酸ナトリウムで、パッケージには「内容成分と空気中の炭酸ガスが反応して二酸化塩素が発生します」「発生した二酸化塩素は酸化力で浮遊する菌やウイルスを除去します」と書かれています。

この製品は、首にぶら下げるというものです。すると、内容成分から二酸化塩素が発生し、その作用によって周辺のウイルスや菌を除去するというものです。千葉県内のドラッグストアで購入したところ、１０７８円（税込）でした。

新型コロナウイルスの感染が広まっている現在、「感染したくない」という人の中には、これを首から下げて、「周辺のウイルスを除去しよう」と考える人もいるでしょう。しかし、本当にそんなことができるのでしょうか?

二酸化塩素水溶液は有効だというが……

大木製薬では、東北大学・災害科学国際研究所の児玉栄一教授らの研究グループとの共同研究成果として、二酸化塩素が新型コロナウイルスを不活化するという実験結果を、同社のサイトで公開しています。

それによると、同社の「ウイルオフ除菌スプレー」用水溶液、二酸化塩素標準水溶液(50ppm、100ppm、200ppm)の4種類の水溶液について、新型コロナウイルスに対する不活化作用を評価した実験で、4種類とも30秒、および3分間の作用で、99・99%以上の不活化作用を有することが明らかになったということです。

ちなみに、「ウイルオフ除菌スプレー」の水溶液は、亜塩素酸ナトリウム、ジクロロイソシアヌル酸ナトリウム、有機酸を成分とするタブレットを水に溶かしたもので、二酸化塩素が発生します。

この実験結果から、二酸化塩素の水溶液が新型コロナウイルスを不活化する作用があるということは分かります。しかし、これで明らかになったのは、二酸化塩素が一定程度溶けた水溶液が有する効果であって、「ウイルオフ　ストラップタイプ」に含まれる成分から発生した二酸化塩素が、この実験と同じ効果を有するかどうかは、分かりません。なぜなら、二酸化塩素は空気中に拡散してしまうからです。

また、建物の外に出たり、道路を歩いたりする場合、空気の流れが激しくなるので、拡散はいっそう激しくなり、さらに効果は薄れてしまいます。この製品のパッケージにも、「屋内専用です。屋外や移動中など空気の流れが激しい場所では効果が期待できません」と書かれています。

すでに同様な製品に措置命令が出ていた

しかし、屋内ならウイルスの除去効果が期待できるのでしょうか？　いくら屋内でも、二酸化塩素は三次元空間に急速に拡散していきます。また、オフィスビルでは通常空調が働いているので、空気の流れが激しく、そんな環境ではおそらく効果は期待できないでしょう。

実は消費者庁では、2021年3月18日、別の会社の同様な製品について、やはり措置命令を出しているのです。それは、レッドスパイスという会社（横浜市）の「SARARITO（サラリト）ウイルスブロッカー」です。どうやら「SARARITO」から「SARS」を連想させようとしているようです。

この製品も、首にかけるタイプのものです。同様に成分の亜塩素酸ナトリウムによって、ウイルスや細菌を除去するというもので、「塩素成分で空間のウイルスから除菌・除去」などと表示していました。そこで、消費者庁は、この根拠となる資料の提出を同社に求めましたが、提出された資料からは合理的な根拠が認められなかったため、こうした表示の再発防止などを求める措置命令を出したのです。

「ウイルオフ　ストラップタイプ」も、「空間除菌」「二酸化塩素のパワーでウイルス除去・除菌」と表示しているので、同様に措置命令の対象になる可能性があります。

また、「クレベリンスティック　ペンタイプ」も、成分は同じく亜塩素酸ナトリウム液で、胸ポケットにさして、周辺のウイルスや細菌を除去するという製品ですが、「空間に浮遊するウイルス・菌を除去」と表示しているので、同様な問題があるのです。

23

ウイルス除去の空気清浄機で、かえって新型コロナに感染しやすくなる⁉

ウイルスやカビを除去するメカニズム

家庭内感染を防ごうということで、ウイルスやカビなどを除去するという、空気清浄機を購入して、居間や寝室などに置いている人もいるでしょう。しかし、それを使い続けていると、免疫力が低下して、かえって新型コロナウイルスに感染しやすくなってしまう可能性があるのです。

シャープが開発した「プラズマクラスター技術」を搭載した空気清浄機は、ウイルスやカビなどを除去できるというのがウリです。これは、プラズマ放電という技術によって、空気中の水分と酸素からプラスイオン（H^+）とマイナスイオン（O_2^-）を大量に発生させるもので、これらは「プラズマクラスターイオン」といわれています。

プラズマクラスターイオンは、空気中を浮遊するウイルスやカビの表面に付着し、酸化力のひじょうに高い水酸基ラジカルに変化して、ウイルスやカビから水素を抜き取ります。その結果、たんぱく質が破壊されて、ウイルスやカビは死んでしまうのです。

一方、パナソニックでは、［ナノイー発生機］を開発し、販売しています。これは、水酸基ラジカルを包み込んだ水の粒子を発生させるというものです。この粒子は、空気中を浮遊するウイルスやカビに到達して、反応性の高い水酸基ラジカルが、表面のたんぱく質中にある水素と結合し、それを抜き取ることで、ウイルスやカビを無力化するというものです。水酸基ラジカルが水素を抜き取るという点では、プラズマクラスターと同じです。

ウイルスやカビは免疫維持に必要

このほか、新聞やテレビで盛んに宣伝されている［エアドッグ］（トゥーコネクト）という空気清浄機は、特殊なフィルターによって、0・1マイクロメートルの小さなウイルスまで除去できるといいます。

しかし、これらの**空気清浄機を家庭の室内に置いて、ずっと使い続けていると、そこで生活する人間の免疫力が低下してしまう可能性がある**のです。

私たちの周辺には、目には見えませんが細菌やカビ、ウイルスなどが生息しています。それらは通常人間にとって無害です。そして、人間の体はそれらの微生物と常に接することで、免疫力を維持しているのです。

つまり、これらの微生物は通常人間に病気を起こすことはありませんが、それらの刺激を受けることによって、体の免疫力が維持されているのです。

ちなみに、細菌やカビ、ウイルスは私たちの体の中にも、たくさん生息しています。大腸には、大腸菌やビフィズス菌などの腸内細菌が約1000種類、100兆個以上生息しているといわれています。また、皮膚には表皮ブドウ状球菌などが、そして口内にも様々な細菌が生息しています。

ですから人間の体は微生物の巣窟のようなものなのです。そして体の免疫が、それらが異常に増殖しないようにコントロールしているのです。

結局、体の免疫は、体内の微生物、さらに周辺の微生物の刺激を常に受けながら、その力を維持しているのです。もし免疫力が失われたら、体はそれらの微生物によって占領されてしまい、滅びることになるでしょう。ですから、免疫力を維持することは、人間が生きていくために不可欠なのです。

免疫力が低下してしまう

ところが、空気清浄機などによって、室内のウイルスやカビ、細菌を除去してしまうと、それらが体内に侵入してくる心配がなくなることになります。つまり、それらの刺激がなくなってしまうのです。

すると、侵入を防ごうとして機能していた免疫が必要なくなります。その結果、免疫力は低下することになってしまうのです。

私たちは日常の大半を家の中で過ごします。睡眠のとき、食事をしている時、テレビを見ている時、あるいは自分のパソコンを操作している時など。つまり、家の空間が除菌化製品で除菌された場合、そうした環境の中で長時間過ごすことになります。それが毎日続いた場合、どうなるでしょうか？　答えは明らかだと思います。しだいに免疫力は低下していくと考えられます。

かえってウイルスに感染しやすくなる

ところが、家の室内は除菌されていても、ひとたび外に出れば、そこは通常の環境であり、細菌やカビ、ウイルスなどが浮遊しているのです。とくに駅やデパート、学校、会社など、人がたくさんいるところは、風邪の原因ウイルスやインフルエンザウイルスなどが多く存在していると考えられます。そこに免疫力の低い人が入っていけば、当然ながら感染を受けやすくなります。

また新型コロナウイルスを感染させ得る人と接触した場合、その感染が容易になると考えられます。

ですから、**家庭内にウイルス除去の空気清浄機を置いて、やたらとウイルスやカビなどを除去することは、感染症にかかりやすい体質を作ってしまうことになる**のです。

「カビ臭い」ということで同様な空気洗浄機を設置している家庭もあると思いますが、この場合は、窓を開けたり、換気扇を回すなどの対策をしてカビ臭さを取るようにし、それの設置はやめたほうがよいでしょう。

なお、病院や歯科医院の待合室にこうした空気洗浄機が設置されていることがありますが、これは意味があるでしょう。こうした場所では、病原性のウイルスや細菌が浮遊していることが多く、訪問者がそれに感染することをある程度防ぐことができると考えられるからです。また、そうした場所に居るのは一定の時間なので、それで免疫力が低下するということはほとんどないでしょう。

第4章
私が行なっている徹底感染予防術

24

鼻洗い、うがいを念入りに行なう

鼻洗い、うがいを30回以上

私は新型コロナウイルスの抗体検査と抗原検査を自分で行い、どちらも陰性という結果になりました。これらの結果が100%信用できるわけではありませんが、どちらも陰性ということは、おそらく感染していないのだろうと考えられます。

感染させ得る人と接触しなかったからなのか、あるいは接触したけれども、感染しなかったからなのかは分かりません。ただし、はっきり言えることは、自分なりに感染予防にはかなり気を使ってきたということです。

というのも、私は高齢者なので、新型コロナウイルスに感染した場合、重症化するリスクが一定程度あり、死亡する可能性もあるからです。

感染予防の基本は、手洗いとうがいとされていますが、私は鼻洗いも行っています。第2章で述べたように、ウイルスを含んだ飛沫は、鼻毛に付着すると考えられます。したがって、それを洗い落とせば、感染のリスクを減らせられるはずです。

ですから、**外出して家に帰った際には、まず水道水で手をよく洗います。それから、鼻洗いを30回以上行います。そして、うがいを30回以上行います。さらに、目を15回以上洗います。目から感染することはあまりないと考えられますが、念のために行っています。**

マスクをして、斜め向かいに座る

私は出版に関わる仕事をしていますから、外に出て出版社の編集者と打ち合わせをしたり、あるいは雑誌の記者から取材を受けることがしばしばあります。最近では、電話で打ち合わせをしたり、取材を受けたりということも多くなっていますが、やはり直接会わなければならない要件の時もあり、その場合は喫茶店などで会っています。編集者との打ち合わせは、通常1時間以上かかり、記者から取材を受けた場合も、やはり1時間以上かかります。喫茶店では、小さなテーブルを挟んで向き合うことになりますので、相手の人は「濃厚接触者」ということになります。そして、もし相手が新型コロナウイルスを感染させ得る状態の場合、私も感染する可能性があります。そのため、常に感染を予防するための方法をとっています。

まず、打ち合わせで会話を交わす際には、当然のことですが、必ずマスクをしています。相手もマスクをしているので、マスクをした人間同士の会話ということになります。取材を受ける際も同じです。

そして、テーブルが四人掛けの場合、相手とは斜めに座るようにしています。これは、相手と正面に座るよりも、斜め向かいに座ったほうが、感染のリスクが減るからです。

こうしたことは当然なことだと思うのですが、喫茶店では、これらが行なわれていないケースをしばしば見受けます。たとえば、3~4人の人が商談しているのですが、そのうちの1~2人がマスクをしていなかったり、あるいは2人で向かい合って仕事の打ち合わせをしているのですが、2人ともマスクをせず、しかも近距離で長時間話すケースなどを見かけています。おそらく1人が感染させ得る状態にある人であれば、感染は広まってしまうでしょう。

ヨードうがい薬で鼻洗いとうがいを行なう

私の場合、打ち合わせや取材を受けた後には、さらに徹底した感染予防策をとっています。といっても、**基本は鼻洗い、うがいなのですが、単に水道水で洗うのではなく、まずヨードうがい薬を使って、鼻洗いとうがいをします。**

この際には、前に述べたようにサッカリンNaを使っていない「コサジン・ガーグルうがい薬」（大洋製薬）を使っています。あらかじめ家で350mlのペットボトル（お茶飲料の容器）に水を入れ、「コサジン・ガーグルうがい薬」を数回プッシュしてヨード液を入れ、キャップをしてそれを持っていくわけです。そして、打ち合わせなどが終わった際に、それを使ってまず鼻洗いをして、さらにうがいをします。だいたい十数回ずつ行いますが、手洗い場で行なうと、変な目でみられそうなので、大便用の個室トイレで行っています。それから個室トイレを出て、また鼻洗い、うがいを水道水で30回以上行います。もちろん、手洗いと念のため目洗いも15回以上行います。

水道水だけよりも予防効果はあるはず

ヨードうがい薬の効果がどの程度あるのかは不明ですが、前述のように吉村知事の会見では、感染者の唾液から新型コロナウイルスが減ったということは間違いないようです。ということは、ある程度新型コロナウイルスを消滅させる作用はあると考えられます。

また、インフルエンザウイルス、エイズウイルス、ノロウイルスに成分のポピドンヨードが有効であることが分かっていますので、新型コロナウイルスに対しても有効である可能性はあります。

これらを勘案すると、少なくとも単に水で鼻洗いやうがいをするよりも、新型コロナウイルスを除去する作用は強いと考えられます。したがって、まず**ヨードうがい薬を使い、さらに水道水で鼻洗いやうがいをすれば、単に水道水でそれらを行なうよりも、新型コロナウイルスの数を減らせると考えられる**のです。

ところで、感染を予防するためには、新型コロナのワクチンを接種することが有効なのですが、私は接種は受けません。というのも、これまで食品添加物や残留農薬などの化学物質をできるだけ接種しないようにし、薬も漢方薬以外は服用していないので、ワクチンを摂取した場合、おそらく強い副反応が出るだろうと考えられるからです。ワクチンによって体調を崩し、寝込むなんてことは避けたいのです。

そもそも私は、自分の体の健康は自分で維持すべきと考えており、ここ20年以上、病院で医師の診療を受けたことがありません。ですから、インフルエンザのワクチンも接種したことがありません。

したがって、今回もこの姿勢を貫こうと考えています。

25

葛根湯《かっこんとう》を飲んで免疫力を高める

風邪ウイルスを撃退できるのは免疫だけ

風邪をひいた場合、その原因となっているウイルスを攻撃して治すということができる薬はありません。それらのウイルスを撃退できるのは、体に備わっている免疫システムのみです。

免疫力が高い人では、風邪は治りやすく、そうでない人では治りにくいようです。

高齢者の場合、免疫力がどうしても低下してくるため、風邪をひくと治りにくく、悪化して肺炎を起こし、それで命を落とす人も珍しくありません。

当然ながら免疫力の高い人は、風邪のウイルスに感染しにくいことになります。風邪ウイルスが鼻や口から入ってきた際に、それを素早く察知して攻撃し、不活化すると考えられるからです。同様に、免疫力が高ければ、新型コロナウイルスにも感染しにくいと考えられます。

そこで、私は日々「免疫力を高めるためにはどうすればよいのか?」と考えたり、調べたりしているのですが、「これっ!」といった方法はなかなか見つかりません。そんな中で、ある程度期待できて、自分でも効果を感じているのは、漢方薬の服用です。

免疫力を高めるという漢方薬

漢方薬には、実に様々な種類がありますが、風邪に関するもので、免疫力を高めるとされているものがあります。それは、「桂枝湯《けいしとう》」です。

「桂枝湯」の成分は、ケイヒ、タイソウ、シャクヤク、カンゾウ、ショウキョウの5

種類の生薬です。

「桂枝湯」は、中国・漢代の医学書『傷寒論』の最初に出ている漢方薬で、実は現在の様々な漢方薬は、これをベースとして、さらにほかの生薬を加えて作られているものが多いのです。

「桂枝湯」は、一般には風邪の初期症状の際に使われています。すなわち頭痛、寒気、発熱（主に微熱）、関節の痛みなどの症状に効果があるとされています。これらの症状は、風邪のウイルスが体内に侵入して、それに対して免疫が反応し、その結果として現れる症状と考えられます。

ここで、免疫が勝てば、それらの症状はなくなって、風邪は治ることになり、負ければ、症状が悪化して、なかなか治らないということになります。

また、肺炎を起こして、最悪の場合、死亡するということもあります。

そこで、免疫力を高めて風邪の治りを早くしようという意図で、処方されるのが「桂枝湯」なのです。

「葛根湯」で風邪を予防している

実はこの「桂枝湯」をベースに作られた漢方薬で、どこの薬局やドラッグストアでも売っている、とてもポピュラーなものがあるのです。それは、「葛根湯《かっこんとう》」です。「葛根湯」の成分は、「桂枝湯」の5種類の生薬に、カッコンとマオウを加えたものなのです。「葛根湯」も風邪の初期症状の際に飲むものですが、その働きの一つは、「桂枝湯」と同様に免疫力を高める点にあると考えられます。したがって、市販の「葛根湯」を飲むことで、免疫力をアップし、風邪の予防や治療に役立つと考えられます。そのため、私はだいぶ以前から、とくに冬場には、しばしば「葛根湯」を飲んでいたのです。とくに鼻が少しつまり気味になって、そのままでは風邪をひくと感じた時や、のどが荒れて、やはり風邪をひく感じがした時などには、欠かさず飲んでいました。

すると、体が多少温かくなったように感じて、鼻の通りがよくなるなどして、風邪をひかないですんでいたのです。これは、おそらく免疫力が高まったためと考えられます。

新型コロナにも効果がある⁉

さらに、これは証明されているわけではありませんが、「葛根湯」で免疫力を高めることができれば、新型コロナウイルスの感染予防にも役立つ可能性があると考えられます。

そこで、私は外出して人に会う前、あるいは人と会った後には、「葛根湯」を飲むようにしています。

ちなみに、**私が飲んでいるのは【(販売名)葛根湯エキス顆粒Sクラシエ】(クラシエ薬品)です。**この製品は、ほとんどのドラッグストアや薬局で売られていて、値段も安いからです。

なお、「葛根湯」を服用する際には、お湯に溶かして飲むと、体が温まってより効果が得られると考えられます。

ただし、漢方薬でも、人によっては副作用が現れることがあるので、その点は注意してください。

26

ビタミン・ミネラルサプリを必要に応じて飲む

ビタミンやミネラルが欠乏すると?

五大栄養素というものがあります。たんぱく質、炭水化物、脂肪、ビタミン、ミネラルです。私たちは、食べ物に含まれるこれらの栄養素を摂取することによって、体の機能を維持し、生命を維持することができています。

これらの栄養素が不足すると、体に不調が現れ、場合によっては重い病気になることがあります。

これらの栄養素は、穀類、野菜、肉、魚介、海藻、果物などの食べ物から摂取するのが当然であり、私もそれを心がけています。しかし、どうしても不足がちになるものがあります。それは、ビタミンとミネラルです。

ビタミンは、いわば体の「触媒」といえるもので、不足すると、欠乏症を起こし、様々な症状が現れます。たとえば、ビタミンCが不足すると、壊血病を起こします。これは、毛細血管がもろくなって、歯茎や皮膚などから出血を起こし、さらに倦怠感などに陥るというものです。

また、ビタミンAが不足すると、夜盲症といって、暗い所での視力が著しく低下してしまう状態になります。

一方、ミネラルの場合、不足すると、体に様々な不調が現れます。たとえば、亜鉛が不足すると、味覚障害が発生したり、精子ができにくくなったりします。また、カルシウムが不足すると、骨の発育が低下し、鉄が不足すると、貧血を起こしやすくなります。

ビタミン・ミネラルのサプリは有効

ですから、ビタミンとミネラルも、炭水化物やたんぱく質、脂肪と同様に十分摂らなければならないのですが、ビタミンもミネラルも種類が多く、毎日食べ物からすべてを摂るというのはなかなか難しい状況です。そこで、売られているのが、一日に必要なビタミンとミネラルを含んだ「マルチビタミン・ミネラル」のサプリメントです。

私は基本的にはサプリメントの利用には反対です。なぜなら、市販のサプリメントは、効果や機能（働き）がきちんと確認されたものが少なく、値段も高いからです。ただし、ビタミンとミネラルに関しては別で、これらはそれぞれ機能がすべて分かっているものであり、不足すると、前述のように欠乏症を引き起こします。

ですから、サプリメントの中でも、ビタミンとミネラルに関するものについては、否定するつもりはありません。とくに高齢になると、食が細くなったり、歯が悪くなったりして、食べ物が十分に食べられないという人もいます。

そんな人が、ビタミンのサプリやミネラルのサプリで、補給するというのは、ある意味合理的と考えられます。

マルチビタミン・ミネラルサプリを飲んでいる

実は私も1年くらい前から、マルチビタミン・ミネラルサプリを飲んでいます。私が利用しているのは、「ネイチャーメイド　マルチビタミン&ミネラル」（大塚製薬）という製品です。

この製品には、ビタミンAやC、B_2などビタミンが全部で12種類、カルシウム、鉄、亜鉛などミネラルが全部で7種類含まれています。1日に必要とされるすべてのビタミンとミネラルの量を含むわけではありませんが、重要なビタミンとミネラルをだいたい含んでいます。

私の場合、風邪をひきそうになった時には、前述のようにまず鼻がつまった感じになるのですが、そんな時にこのサプリを飲むと、鼻の通りがよくなって、風邪をひくのを回避することができます。

これは、何度も経験していることです。

そのメカニズムはよく分かりませんが、各種のビタミンとミネラルが補給されることによって、体の機能がアップし、免疫力も高まるからではないかと考えています。

その点では、新型コロナウイルスの感染を予防する可能性もいくらかはあるのではないかと思って、外出して人ごみの中に入ったり、人と会ったりした時には、飲むようにしています。

27

特製ココアを毎日飲む

ココアが免疫細胞のNK細胞を活性化させた

最近、私は毎日特製ココアを飲んでいます。「特製」といっても、大したものではありません。ココアパウダーにゼラチンパウダーを加え、お湯を注いでよく溶かし、飲んでいるのです。

この特製ココアと新型コロナとがどう関係するかということですが、ココアには免疫力を高める可能性があるのです。私が主に飲んでいるのは、［森永ココア純ココア］（森永製菓）という製品です。ココアパウダーのみで、糖類もミルクも添加物も一切使っていないものですが、森永製菓のホームページには、次のような実験データが載っています。

同社では、ココアがインフルエンザの感染を予防する働きがあるかどうかについて試験を実施しました。この試験では、新型インフルエンザに罹患歴がない、健常な123人を対象とし、新型インフルエンザウイルスワクチンを接種した際にココア飲用によって、免疫力が増強されるか否かを調べました。

その方法ですが、対象者を2群に分けて、63人の群にはワクチンを接種する1週間前から森永製菓のココア製品［カカオ2倍］を毎日1杯、お湯に溶かして飲んでもらい、さらにワクチン接種後の2週間、合わせて3週間飲んでもらいました。

一方、もう一つの60人の群には、ワクチンを接種してもらい、同様に3週間の間、ココアやチョコレートを摂取しないようにしてもらいました。

その結果、インフルエンザウイルスを攻撃する中和抗体が、ココア摂取群と非摂取群とも増加し、ココア摂取群と非摂取群との間に、中和抗体の量に差は見られませんでした。

また、免疫細胞の一種であるNK（ナチュラルキラー）細胞についても調べました。その結果、ココア摂取群と非摂取群とも、NK細胞の活性化が認められました。ただしココア摂取群のほうが、非接種群よりも、NK細胞の活性化の度合いが高かったといいます。

ココアが免疫力を高める⁉

さらに、森永製菓では、新型インフルエンザウイルス2種類、B型インフルエンザウイルス1種類、鳥インフルエンザウイルス1種類について、ココア熱水抽出液を試験管内で作用させたところ、いずれのウイルスについても、感染抑制効果が確認されたとのことです。

そのメカニズムについて、「ココア熱水抽出液はインフルエンザウイルスが細胞に吸着することを阻害することにより感染を抑制している可能性が高い」と解説しています。なお、この試験で使われたココア熱水抽出液の濃度は、0・004〜1・8%であり、通常飲用しているココアの濃度4%よりも低いとのことです。

これらの実験結果をどう見るかですが、まず体内のNK細胞が活性化されたという**ことは、免疫力が高まる可能性があるということです。**

NK細胞はリンパ球の一種で、全身を巡りながらウイルスに感染した細胞やがん細胞などを見つけて攻撃します。

それが活性化されたということは、それだけウイルスやがん細胞の増殖を抑える力が高まるということです。

一方、「インフルエンザウイルスが細胞に吸着することを阻害することにより感染を抑制している可能性が高い」とのことですが、これはあくまで試験管内の実験なので、人体で同じようになるかは分かりません。ただし、期待は持てると考えられます。同様に新型コロナウイルスに対しても、細胞への吸着を抑制することができれば、感染の防止になる可能性があります。

ゼラチンパウダーは血管を丈夫にし、軟骨を形成する

それから、私がココアに入れているゼラチンパウダーですが、「ゼライス」（マルハニチロ）を利用しています。これはほとんどがコラーゲンであり、それを摂取するために飲んでいます。**コラーゲンは、体のたんぱく質の約30％を占めており、皮膚、血管、軟骨、骨、歯、内臓など全身に分布しています。そのため、体内でコラーゲンの生成が十分でなくなると、様々な障害が現れます。**

たとえば、皮膚や歯茎から出血したり、膝の関節が痛くなったり、肌がカサカサしたりという状態になります。

コラーゲンは体内で生成されますが、生成にはその原料となる各種のアミノ酸が必要です。ゼラチンパウダーを摂ることとは、それらのアミノ酸を補給することになるのです。ですから、ゼラチンパウダーを毎日摂ると、体内でコラーゲンが生成されやすくなります。そのため、軟骨が形成されやすくなるので、膝軟骨がすり減って痛みを感じる「変形性膝関節症」に効果があると考えられます。

また、血管が丈夫になって、脳出血やくも膜下出血などのリスクを低下させることができます。さらに、血管の弾力性が増すことで、血液の流れがよくなり、酸素や栄養が十分運ばれるようになって、結果として免疫力が高まることも期待されます。なお、**ゼラチンパウダーの効果**について詳しく知りたい方は、拙著『健康に長生きしたけりゃゼラチンを食べなさい』(青志社)をご参照ください。

免疫力を損なう生活環境に自分たちを置いてはいけない

最後になりましたが、新型コロナが世界的に広がる現実を目の当たりにして、私たちが、考えなければならないことがたくさん見えてきました。その中の一つが、一個の生命体として**免疫力を損なう生活環境に自分たちを置いてはいけない**、ということです。

どういうことか具体的に知りたければ、ドラッグストアに行ってみてください。洗剤の棚の辺りに近づいたら怖いほどの化学的な臭いがしてきます。**シャンプーもそう、さらに歯磨き剤、マウスウオッシュ、毛染め剤、みんな合成界面活性剤や毒性のある**

殺菌剤や合成香料の混合物なのです。

でも、「有名なドラッグストアやスーパーに売られているのに何で悪者扱いするの？」と思われるかもしれません。

それは、その怖さについて知らないでいるからでしょう。本当はもっと社会全体で規制しなければならないことなのです。

たとえばシャンプーや食器を洗った廃液が最終的にどこへ流れて行くか考えたことがあるでしょうか？

川を伝って海へ、です。私たちの母なる海に。

ということは、最終的には自分たちに回ってきて、それらの化学物質によって私たちの体の免疫力が損なわれる可能性があるということです。

どうぞ、生活用品を買う時は、よくよく成分表示を見て、分からなかったら、どうか調べてみてください。また、自分たちの生活環境を守るように努《つと》めていただきたい。ことに小さな子供たちは良くも悪くも環境に依存せざるを得ませんから、私たちの判断にゆだねられているのです。

できるだけ、**加工の少ない食べものや生活用品を使って、体の機能を維持し、免疫力を損なわない**ようにしていきましょう。

おわりに

これまでにも、1980年代にはエイズ（AIDS、後天性免疫不全症候群）が、そして2009年には新型インフルエンザが日本で流行し、社会的な問題となりました。しかし、今回の新型コロナはそれらとは比較にならないほどの社会的・経済的影響をもたらしています。

その結果、私たち一人ひとりが、かなり不自由な暮らしを強いられています。また、社会のあり様も変化せざるを得なくなっています。

今後もしばらくの間、新型コロナウイルスによって生活や経済が制限を受けることになるでしょう。こうした状況の中で、どうしたら経済を維持することができ、私たち一人ひとりの生活を守っていくことができるのか、知恵の出しどころといえるでしょう。

まず私たちができることは、できるだけ自分が感染者にならないことです。一人ひとりが感染しないように気を付けて新たな感染者が出ないようになれば、患者も感染者も減っていき、終息の方向に向かいます。そして、それは十分可能なのです。

本書では、感染を予防するための重要ポイントを示しましたので、ぜひ参考にしていただければと思います。

私たち人間は、常にウイルスや細菌などの微生物と隣り合わせに生きています。それらの中には、私たちに利益をもたらしてくれるものもたくさんあります。一方で、今回の新型コロナウイルスのように多大な不利益をもたらすものもあります。

なぜ、こんな厄介なウイルスが突然現れたのか？　それはまだ謎ですが、その出現を嘆いていても仕方がありません。その脅威をどうやってかわし、またその惨禍をどう乗り越えていくのかが、重要なのであり、それは可能なのです。

２０２１年６月

渡辺雄二

《主な参考文献》

『新型コロナの科学』黒木登志夫著、中央公論新社刊
『免疫力を強くする』宮坂昌之著、講談社刊
『アレルギーはなぜ起こるか』斎藤博久著、講談社刊
『漢方家庭医学百科』久保道徳・高橋義夫著、評伝社刊
『NHK特設サイト新型コロナウイルス　変異ウイルスQ&A』
『NHK特設サイト新型コロナウイルス　変異ウイルスの特徴・最新情報』
『Transmission of SARS-CoV-2 :implications for infection prevention precautions』WHO. 2020,7,9
『Airborne Transmission of SARS-CoV-2』JAMA. 2020,7,13
『Aerosol and Surface Stability of SARS-CoV-2 as Compared with SARS-CoV-1』The NEW INGLAND JOURNAL of MEDICINE. 2020,4,16

渡辺雄二《わたなべゆうじ》

科学ジャーナリスト。１９５４年生まれ、栃木県出身。千葉大学工学部合成化学科卒業後、消費生活問題紙の記者を経て、82年からフリーの科学ジャーナリストとなる。執筆や講演で食品、環境、医療、バイオテクノロジーなどの諸問題を消費者の視点で提起し続けている。著書にミリオンセラーとなった『買ってはいけない』（共著、金曜日）、『買ってはいけない健康食品　買ってもいい健康食品』（だいわ文庫）、『体を壊す10大食品添加物』『体を壊す13の医薬品・生活用品・化粧品』（幻冬舎新書）、『定番食品の危険度調べました』（三才ブックス）、『がんになる29の添加物を食べずに生きる方法』（宝島社）、『40代から食べるなら、どっち!?』（サンクチュアリ出版）、『アレルギーを防ぐ37の真実』『健康に長生きしたけりゃゼラチンを食べなさい』『80歳まで健康に生きる36の秘訣』『子どもと添加物33のポイント』『水の不安をなくす30の知恵』『体の痛み・不調は「お金をかけずに」自分で治せる』（小社刊）などがある。

コロナ生活、ワクチンと感染予防で最も大切なこと

発行日　2021年7月15日　第1刷発行

著　者　渡辺雄二
編集人
発行人　阿蘇品蔵
発行所　株式会社青志社
〒107-0052 東京都港区赤坂5-5-9　赤坂スバルビル6階
（編集・営業）Tel：03-5574-8511　Fax：03-5574-8512
http://www.seishisha.co.jp/

本文組版　ツカダデザイン
印　刷
製　本　中央精版印刷株式会社

ISBN 978-4-86590-118-4 C0095

好評発売中！
〈渡辺雄二の健康シリーズ〉

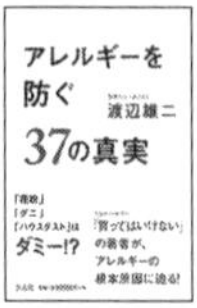

アレルギーを防ぐ37の真実
本体1,000円＋税

「花粉症」「アトピー性皮膚炎」「食物アレルギー」「喘息」は、なぜここまで増えてしまったのか？ 裏側に隠れている本当の原因を取り除こう！

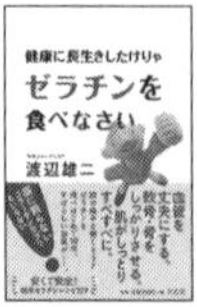

健康に長生きしたけりゃゼラチンを食べなさい
本体1,000円＋税

血管を丈夫にする。軟骨・骨をしっかりさせる。肌がしっとりすべすべに。膝の痛みを無くそうとゼラチンを食べはじめて10年、すばらしい効果が――。

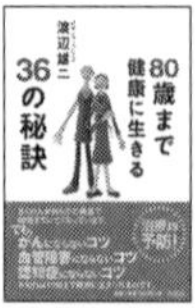

80歳まで健康に生きる36の秘訣
本体1,100円＋税

多くの人が何らかの病気で80歳までに亡くなっています。でも、がんや、血管障害、認知症にならな いコツを知れば80歳まで健康で生きられるのです。

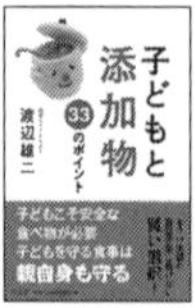

子どもと添加物 33のポイント
本体1,100円＋税

日本では、いま814品目の添加物が許可され使われていますが、その安全性は人間では確認されていません。子どもを守る食事は親自身も守る。

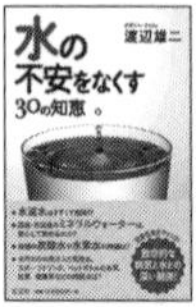

水の不安をなくす30の知恵
本体1,100円＋税

水道水はまずくて危険!? 国産・外国産のミネラルウォーターの安全性、市販されている飲料水などの問題点は？ など、安全性を全チェック！

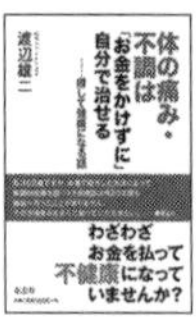

体の痛み・不調は「お金をかけずに」自分で治せる
本体1,000円＋税

わざわざお金を払って不健康になっていませんか？ 加齢にともなって発生する膝の痛み、肥満、便秘、風邪、歯周病、老眼など、あらゆる不調を自分で治す！
